DE LA LIGATURE

N.° 155.

DE L'ARTÈRE

DANS L'OPÉRATION DE L'ANÉVRISME

PAR LA MÉTHODE MODERNE;

Thèse présentée et soutenue à la Faculté de Médecine de Paris, le 25 juillet 1822;

PAR AUG. PÉCOT, de Besançon,

Département du Doubs;

DOCTEUR EN MÉDECINE;

Ex-Chirurgien interne de l'hôpital civil de Besançon; Membre correspondant de la Société médicale d'émulation.

Dans les âges éloignés, où l'on ne s'était encore occupé ni des fonctions des artères, ni de la pathologie de ces vaisseaux, on employait déjà la ligature dans le traitement de l'anévrisme, et l'on doit remarquer qu'on l'appliquait dès-lors de la manière la plus propre à assurer son succès, ainsi que l'a reconnu l'expérience moderne.

HODGSON et BRESCHET, *Traité des maladies des artères et des veines*, t. 1, p. 270.

A PARIS,

DE L'IMPRIMERIE DE DIDOT LE JEUNE,

Imprimeur de la Faculté de Médecine, rue des Maçons-Sorbonne, n.° 3.

1822.

A LA MÉMOIRE

DE MON PERE,

Docteur en chirurgie; Professeur de pathologie et de clinique externes à l'Ecole de médecine de Besançon; Chirurgien en chef de l'hôpital civil, etc.

A MA MÈRE.

A MONSIEUR LE DOCTEUR BRIOT,

Chirurgien en chef de l'hôpital civil de Besançon; Professeur de pathologie et de clinique externes à l'Ecole de médecine de cette ville; Correspondant de la Société médicale d'émulation et de la ci-devant Société de la Faculté de médecine de Paris; Membre de l'Académie des sciences, arts et belles-lettres de Besançon.

A MON AMI HENRI JOLIVET.

AUG. PÉCOT.

DE LA LIGATURE

DE L'ARTÈRE

DANS L'OPÉRATION DE L'ANÉVRISME

PAR LA MÉTHODE MODERNE.

1. Du moment que *Jean Hunter* (1) eut fait au traitement de l'anévrisme une application générale de l'idée conçue et exécutée longtemps auparavant par *Guillemeau* et par *Anel* (2), de lier l'artère

(1) Ce fut le 12 octobre 1785, à l'hôpital Saint-Georges de Londres, que *J. Hunter* lia pour la première fois l'artère crurale à l'endroit de son passage à travers le *canal aponévrotique* des muscles adducteurs, pour la cure de l'anévrisme poplité. (Journal de médecine de Londres, année 1786.)

Dans le mois de juin de la même année, par conséquent un peu auparavant, *Desault* avait opéré un semblable anévrisme en liant l'artère dans le creux du jarret, immédiatement au-dessus de la tumeur.

(2) *Guillemeau*, disciple d'*Ambroise Paré*, ayant à traiter un anévrisme de l'artère brachiale, intéressée dans une saignée, lia le vaisseau au-dessus de la tumeur, ouvrit ensuite celle-ci, la vida des caillots qui la remplissaient, et vit promptement cette plaie guérir par suppuration. (Œuv. de Jacques Guillemeau, trait. 4.e, ch. 6, p. 246, édit. 1593.)

Plus d'un siècle après, le 30 janvier 1710, *Anel*, dans un cas semblable, lia l'artère au-dessus de la tumeur sans toucher à celle-ci. Elle cessa d'offrir des batteau-dessus de la tumeur, l'ancienne méthode d'opérer par l'incision du sac, perdant chaque jour de ses droits, finit généralement par faire place à la nouvelle. Celle-ci, qui consiste à lier l'artère à une certaine distance de l'anévrisme, doit la plupart de ses avantages à ce qu'on ne touche point à la tumeur, qu'on évite autant que possible la portion malade du vaisseau, et que la guérison a lieu par le même mécanisme que quand elle s'opère par l'oblitération spontanée de l'artère. Mais je ne m'attacherai pas à développer ces avantages, ni à faire le parallèle des deux méthodes; je rappellerai seulement quelques objections qui ont été faites à la nouvelle. On lui opposa que le rétablissement du cours du sang dans la partie inférieure du membre était rendu plus incertain et plus difficile par la destruction des artères collatérales existantes entre la tumeur et le point de l'artère sur lequel on applique la ligature; mais M. *Deschamps* (1) et plusieurs autres praticiens, tels que MM. *Ribes*, *Headington*, *Brodie* et *Astley Cooper* (2), firent voir que, le plus souvent, ces collatérales étaient parfaitement conservées, mais qu'elles pouvaient aussi être détruites sans inconvénient (3). M. *Astley Cooper* trouva chez un homme opéré, par la méthode moderne, d'un anévrisme poplité, l'artère fémorale oblitérée et convertie en un cordon solide depuis la naissance de la crurale profonde jusqu'au commencement des artères tibiales (4). *Scarpa* (5) a prouvé les immenses ressources que trouve la nature dans les nom-

---

mens, se durcit, diminua peu à peu, et après quelques mois à peine en restait-il quelques vestiges. (Suite de la nouv. méth. de guérir les fistules lacrymales, p. 257.)

(1) Observ. anat. faite sur un sujet opéré suivant le procédé de *Hunter*, d'un anévrisme de l'artère poplitée. (Mémoires présentés à l'institut des sciences, etc., Sciences mathém., t. 1, janv. 1806.)

(2) *Hodgson* et *Breschet*, t. 1, p. 374.

(3) *Deschamps*, suite des observ. sur l'anévrisme de l'artère poplitée, p. 65 et 69.

(4) Médico-chirurgic. transact., vol. 2, p. 257, pl. 6.

(5) Traité de l'anévrisme, p. 68.

breuses anastomoses du système capillaire pour continuer la circulation dans une partie dont la principale artère se trouve oblitérée; aussi la crainte de l'interruption du cours du sang n'est plus ce qui arrête dans la ligature des plus grosses artères, telles que la sous-clavière, l'axillaire, l'iliaque externe, etc. La nature supplée même à l'oblitération de l'aorte ventrale (1), et des expériences faites sur les animaux vivans par MM. *Astley Cooper* et *Béclard*, pourraient peut-être donner l'espoir de voir la ligature de cette artère, déjà tentée sur l'homme par le premier dans un cas désespéré, devenir un jour, dans des circonstances plus favorables, un moyen extrême de guérison et de salut (2).

2. On objecta encore à la nouvelle méthode d'opérer l'anévrisme,

---

(1) *Stenzel*, *Meckel*, *Storck*, et beaucoup plus récemment M. *Goodisson*, ont trouvé l'aorte descendante tellement rétrécie, qu'elle ne donnait plus passage qu'à une très-petite quantité de sang. On trouve dans le deuxième volume du Journ. de chirurg. de *Desault* une observation analogue faite par *Paris*. *Ant. Severin* et *Fantoni* ont vu cette artère complètement oblitérée; et dans tous ces cas, la circulation collatérale avait parfaitement entretenu la vie dans les parties inférieures.

(2) M. *Astley Cooper* fit cette opération pour ne point voir le malade mourir sous ses yeux d'hémorrhagie à la suite de l'ouverture spontanée d'un anévrisme de l'artère iliaque externe, dont le volume et la disposition ne permettaient pas de faire la ligature de l'iliaque primitive. Il alla chercher l'aorte abdominale en pénétrant immédiatement dans la cavité du péritoine, au moyen d'une incision faite sur la ligne blanche, aux environs de l'ombilic. Le malade succomba, quarante-huit heures après, à l'épuisement produit par les hémorrhagies antérieures; et quoiqu'à l'ouverture du cadavre on ne vît pas *la moindre trace d'inflammation* dans le péritoine, la nécessité où l'on paraît être de pénétrer dans sa cavité pour lier l'aorte abdominale chez l'homme est un grand obstacle à cette opération. M. *Béclard*, qui l'a faite avec succès sur des chiens, attribue en grande partie les heureux résultats qu'il a obtenus à ce qu'en faisant une incision dans la région lombaire gauche, il a pu arriver jusqu'à l'aorte en soulevant le péritoine, et sans pénétrer dans sa cavité. Le même procédé paraît impossible à exécuter sur l'homme.

que les pulsations qui reparaissent parfois dans la tumeur quelques heures ou quelques jours après la ligature ne cédaient pas toujours, soit au temps, soit à la compression, soit à l'application des réfrigérans et des styptiques; au contraire, que, persistant quelquefois, et augmentant même par la dilatation des rameaux anastomotiques qui rapportent le sang dans la tumeur, celle-ci, loin de diminuer, augmentait de volume. Mais ces cas, infiniment rares, ne peuvent être opposés aux succès qui ont couronné plus des trois quarts des opérations pratiquées selon cette méthode. D'ailleurs, en pareille circonstance, il resterait toujours la possibilité ou de lier de nouveau l'artère immédiatement au-dessus de la tumeur, ou même au-dessous, selon qu'on s'apercevrait que le sang y pénétrât par le bout supérieur ou par l'inférieur; ou bien d'opérer par l'ancienne méthode, si on le jugeait nécessaire; et, dans tous les cas, la première opération aurait eu l'avantage de préparer ou d'établir tout-à-fait la circulation collatérale.

3. De même, lorsque, après la ligature, la tumeur s'abcède ou se gangrène, et qu'il survient une hémorrhagie à l'ouverture du foyer purulent ou à la chute de l'escharre, alors on a, pour s'opposer à l'écoulement du sang, les moyens employés quand on opère par l'incision du sac. Si le sphacèle s'étend aux parties environnantes, ou même à tout le membre, ou bien si consécutivement le vaste foyer que découvre la chute de la tumeur gangrénée ou son ulcération met en danger les jours du malade par l'abondance de la suppuration, la fièvre hectique, l'amputation reste pour dernière ressource, quand toutefois le siége de la maladie la rend praticable. Mais la nouvelle méthode d'opérer l'anévrisme expose bien moins que l'ancienne à ces accidens, soit primitifs, soit consécutifs. Il est même alors bien rare qu'ils surviennent, et l'on voit souvent, au contraire, des sacs anévrismaux énormes contenant plusieurs livres de coagulum, et que l'incision convertirait en un vaste foyer de suppuration, céder, après l'opération moderne, aux seules forces de l'absorption, diminuer peu à peu, et disparaître enfin entièrement.

4. Les avantages de l'opération moderne ne sont plus aujourd'hui

contestés, surtout depuis qu'on a déterminé les circonstances dans lesquelles elle doit être employée de préférence à l'ancienne, et qu'on a reconnu aussi les cas où il fallait encore avoir recours à cette dernière.

5. Il ne convient de lier l'artère à une certaine distance de la tumeur que dans les anévrismes spontanés, ou dans les anévrismes traumatiques circonscrits. En effet, dans les anévrismes traumatiques diffus, surtout si une plaie extérieure permet au sang de s'écouler, on doit mettre l'artère à découvert dans l'endroit de la blessure, et lier exactement chacun des bouts du vaisseau. Il faut agir de même, c'est-à-dire opérer par l'ancienne méthode, lorsque les anévrismes spontanés s'ulcèrent ou se gangrènent, qu'il se fait une ouverture au sac, et que la ligature à distance ne peut arrêter l'hémorrhagie. Hors ces cas particuliers, l'opération moderne est toujours celle qui est préférable.

6. La ligature d'un tronc artériel ne suffit pas toujours pour opérer la guérison d'un anévrisme d'une de ses branches, à raison des anastomoses qui peuvent alors entretenir, comme auparavant, la circulation dans la tumeur. Dans ce cas, c'est la branche elle-même qu'il faut lier, si sa situation le permet, et le plus près possible de la tumeur. Quelquefois même on a été obligé de placer celle-ci entre deux ligatures, ou d'opérer par l'ancienne méthode.

7. Dans ce cas particulier d'opération, de même que dans presque tous les autres, l'art ne fait pas tout pour le salut du malade. Il met seulement la nature en voie de guérison, et c'est elle qui l'achève, moyennant ces prédispositions. Si la circulation se trouve complètement interrompue ou suffisamment diminuée dans une tumeur anévrismale, le sang, qui y stagne ou qui n'y circule plus que lentement, s'y coagule, ainsi que dans la portion d'artère correspondante jusqu'aux premières branches collatérales supérieures et inférieures. L'absorption enlève peu à peu le coagulum, le sac se contracte, se réduit à un noyau fibreux, l'artère s'oblitère, et la guérison est complète. En même temps le sang, pour arriver dans les parties

situées au-dessous de la portion d'artère oblitérée, prend la voie des collatérales, dilate et traverse en plus grande quantité leurs ramifications capillaires. Celles-ci le transmettent, au moyen de leurs nombreuses anastomoses avec les ramifications des branches qui naissent au-dessous de l'oblitération, dans ces mêmes branches et dans les troncs correspondans. Cette dilatation simultanée des capillaires anastomotiques produit ordinairement une augmentation de la chaleur dans le membre pendant les premiers jours. Bientôt quelques-unes de ces anastomoses capillaires se dilatent davantage que les autres, et constituent des canaux permanens qui établissent presqu'à eux seuls les communications vasculaires. Les anastomoses, plus petites, reviennent alors par degrés à leurs dimensions primitives (1).

8. Outre ce mode de communication des artères par les anastomoses du système capillaire, mode de communication qui s'établit surtout dans les parties des membres les plus rapprochées du tronc, il en est encore un autre qui consiste dans les anastomoses directes entre les branches. Celui-ci se rencontre principalement aux extrémités du corps, là où l'impulsion de dilatation que le sang reçoit du cœur est très-diminuée, et où des mouvemens multipliés peuvent occasionner, dans l'état naturel, des déviations fréquentes dans la circulation.

9. Presque toutes les guérisons spontanées d'anévrismes s'opèrent par le mécanisme que nous venons d'indiquer; et quand l'art veut

---

(1) Quelques personnes pensent qu'il peut alors se former de toutes pièces des vaisseaux d'un certain calibre, servant à rétablir la communication entre les deux portions de l'artère oblitérée. *Ch. Parry* dit avoir trouvé sur un mouton, auquel il avait coupé l'artère carotide, de nouvelles artères qui se portaient parallèlement, d'un des bouts à l'autre, dans l'épaisseur de la cicatrice, et rétablissaient ainsi la circulation. Je n'ai rien aperçu de pareil après avoir lié la carotide sur des chiens; j'ai seulement vu quelquefois les deux bouts de l'artère communiquer par les artérioles sensiblement dilatées de la gaîne celluleuse du vaisseau et du tissu cellulaire voisin. En injectant un des bouts de l'artère, l'injection pénétrait facilement par cette voie dans le bout opposé.

suivre la voie tracée par la nature, c'est surtout à interrompre ou a diminuer beaucoup le cours du sang à travers la tumeur qu'il doit s'appliquer; c'est ce qui est essentiellement de son ressort, et en rapport avec ses moyens. En effet, quant au resserrement et à l'oblitération du sac anévrismal et de la portion d'artère correspondante, ainsi qu'au rétablissement de la circulation collatérale, c'est la nature qui doit s'en charger, et l'art ne peut que faiblement l'aider dans cet accomplissement de la guérison.

10. Dans les anévrismes internes, on cherche à remplir cette indication de diminuer la circulation dans la tumeur, et d'y aider la formation du coagulum, par le repos, la diète, les saignées répétées (1), les applications froides et styptiques sur la tumeur, quand elle devient apparente (2); et quelquefois on est assez heureux pour obtenir de ces moyens une guérison radicale. Ils ont aussi parfois réussi dans les anévrismes externes, en les aidant de la compression (3) exercée sur la tumeur ou sur un point de l'artère plus ou

---

(1) Méthode de *Valsalva* (*Morgagni*, de Sed. et caus. morb., lib. de *morbis thoracis*, epist. 17, p. 305. — *Sabatier*, Médecine opératoire, t. 1, p. 364. — *Corvisart*, Essai sur les maladies du cœur, p. 348.

(2) M. *Pelletan* (Clin. chirurg., t. 1, p. 54) employait des cataplasmes froids arrosés de vinaigre; des compresses trempées dans l'eau froide acidulée; de la glace pilée. M. *Guérin* de Bordeaux a fortement recommandé l'application de cette dernière substance sur la tumeur, ainsi que de l'oxycrat uni à un dixième de vinaigre; et à l'intérieur l'usage d'une tisane acidulée avec l'eau de Rabel, à la dose d'un gros par pinte. (Journal de la société de méd. de Paris, n.° 3, p. 187.)

(3) *Guattani*, de externis aneurysmatibus, p. 26. — *Scarpa*, Traité de l'anév., p. 252. — Dict. des sciences méd., art. *anévrisme*, t. 2, p. 36. — M. *Breschet*, dans une note insérée à la page 219 du t. 1.er de sa traduction d'*Hogdson*, rapporte un cas de guérison d'anévrisme poplité obtenu par M. le professeur *Dupuytren* au moyen de la compression exercée sur l'artère crurale, immédiatement avant son passage à travers l'ouverture du troisième adducteur, au moyen d'une machine particulière, espèce de tourniquet qui a sur les compresseurs ordinaires l'avantage de ne comprimer le membre que selon un de ses diamètres, et non dans toute sa circonférence. L'anévrisme pour lequel cette machine fut em-

moins éloigné. Il serait bien à désirer que ce dernier moyen pût être employé plus souvent, et que la douleur excessive qu'il occasionne, pour l'ordinaire, n'obligeât pas presque constamment d'y renoncer. Ce procédé, il est vrai, est quelquefois très-long; mais du moins il ne fait courir aucun danger au malade; aussi il est du devoir du chirurgien de tenter ce moyen, toutes les fois qu'il est possible, avant d'en venir à un autre, qui, plus promptement efficace, est aussi susceptible d'entraîner plus d'accidens; je veux parler de la ligature de l'artère.

11. Cette ligature de l'artère constitue en quelque sorte toute l'opération de l'anévrisme par la méthode moderne; elle en est la partie la plus essentielle, et c'est d'elle que nous allons spécialement nous occuper. Or, tout ce qui la concerne peut se rapporter à deux chefs principaux : 1.° sur quel point de l'artère convient-il davantage d'appliquer la ligature? 2.° quel est le meilleur mode de ligature à employer? Résumons d'abord ce qui a rapport à la première question, comptant nous arrêter ensuite spécialement à ce qui concerne la seconde.

12. *J. Hunter* ayant posé en principe de lier l'artère au-dessus de la tumeur, *Desault* conçut l'idée de placer la ligature immédiatement au-dessous, quand le siége de la maladie rendrait le premier procédé impossible. Il espérait qu'alors le sang, retenu dans l'anévrisme et la portion d'artère correspondante, s'y coagulerait, et que la nature acheverait la guérison comme dans les autres circonstances. « Le

---

ployée avait cessé d'offrir des battemens, et était en pleine voie de guérison après dix-sept jours d'une compression qu'on avait été obligé de suspendre par instans, et qui pouvait être évaluée à cinq jours de compression permanente.

Il est plusieurs machines plus ou moins semblables à celle de M. *Dupuytren*, entre autres celle de *Dahl* pour la compression de l'artère axillaire au-dessous de la clavicule, dans les amputations du bras dans l'article (Gottingue, 1760), et toutes ne sont que des modifications plus ou moins heureuses de celle gravée dans l'Arsenal de *Scultet*, t. 1, tab. 21, édit. in-8°.

« principe sur lequel est appuyé l'espoir de la guérison dans ce mode « opératoire, dit *Hodgson*, est le même que celui de la cure des « veines variqueuses après la ligature de la portion supérieure du « vaisseau. Le sang, arrêté, se coagule dans la veine dilatée, le coa- « gulum est absorbé, le kyste se contracte, et la maladie est guérie. » Mais pourquoi un procédé si bien fondé en théorie n'a-t-il pas réussi dans l'essai qu'en a tenté M. *Deschamps* (1) pour un anévrisme de la partie supérieure de l'artère crurale ? C'est que ce cas était un des plus défavorables que l'on pût choisir pour opérer de cette manière. En effet, il était plus que probable que l'artère crurale profonde, naissant de la tumeur ou de la portion d'artère comprise entre elle et la ligature, entretiendrait la circulation dans l'anévrisme, et empêcherait le sang de s'y coaguler (2). Tout ce qui pouvait résulter de cette opération pratiquée dans le cas d'une disposition pareille était l'accroissement plus rapide de la maladie.

15. Cependant il arrive souvent, lorsqu'on a lié l'artère au-dessus de la tumeur, qu'une certaine quantité de sang y circule encore,

---

(1) *Deschamps*, Recueil périodique de la société de médecine de Paris, t. 5, p. 189.

(2) *Hogdson*, t. 1, p. 400, parle de deux préparations anatomiques d'anévrismes, l'un inguinal, l'autre poplité, dans lesquels l'artère se trouvait anciennement oblitérée au-dessous de la tumeur, dans un cas par l'adhérence des parois du vaisseau, dans l'autre par un coagulum consistant. La circulation n'avait cependant pas cessé dans le sac anévrismal, à raison des artères qui en naissaient, dans les deux cas, et la maladie avait continué à faire des progrès. J'ai été à même, dans le mois d'octobre 1821, d'observer à la clinique de M. le professeur *Dupuytren* une disposition semblable sur un anévrisme inguinal. L'artère crurale, au-dessous de la tumeur, était remplie, dans une étendue considérable, par un coagulum ancien, grisâtre, très-consistant, qui la rendait depuis long-temps imperméable. Cependant la maladie n'avait cessé d'augmenter, parce que la circulation se continuait dans la poche anévrismale par l'artère honteuse externe qu'elle fournissait vers sa partie interne, et surtout par la crurale profonde, qui en naissait postérieurement.

sans pourtant empêcher la formation du coagulum et la guérison de la maladie; mais c'est qu'alors le sang qui revient dans l'anévrisme par les collatérales, passant de canaux plus étroits dans un plus grand espace, a perdu une grande partie de sa force d'impulsion, et ne peut agir que faiblement pour entretenir la maladie, en s'opposant au resserrement de la tumeur. Quand, au contraire, on a appliqué la ligature au-dessous de celle-ci, et que la circulation y continue, le sang qui y arrive par l'artère principale conserve toute sa force d'impulsion, et continue d'agiter l'anévrisme d'un mouvement excentrique supérieur à l'effort de coaptation par lequel la guérison doit s'opérer; car, comme l'observe M. *Deschamps* (1), « c'est moins à la « quantité de sang qui parvient à la tumeur que celle-ci doit son « augmentation qu'aux secousses que le sac éprouve de la part de « la colonne sanguine qui le frappe à chaque instant. »

14. Le procédé dont nous parlons ne pourrait donc convenir que dans le cas où il ne naîtrait aucune collatérale de la tumeur, ni de la portion d'artère comprise entre elle et la ligature. Or, bien qu'on ne puisse jamais être parfaitement sûr d'une pareille disposition, il est quelques circonstances où il est raisonnable de croire qu'elle existe, et où l'opération serait indiquée, surtout si c'était la seule qui fût praticable. Ainsi, dans les anévrismes du commencement du tronc de la carotide, dans ceux de l'iliaque primitive, de l'iliaque externe, et peut-être de la sous-clavière, si le volume ou la disposition de la tumeur empêchait de lier l'artère du côté du cœur, on serait autorisé à en tenter la ligature du côté opposé. On pourrait aussi essayer de lier en même temps les branches qu'on serait obligé de laisser entre la ligature et le sac; par exemple, les artères épigastrique et circonflexe de l'iléon, si l'on opérait un anévrisme de l'iliaque externe; ainsi que l'artère iliaque interne, dans le cas d'anévrisme de l'iliaque primitive.

---

(1) Observ. anat., etc. (Ouvrage cité.)

15. Ce qui doit surtout faire espérer de voir réussir un jour un procédé si judicieusement fondé en théorie, c'est le commencement de succès qu'en a obtenu M. *Astley Cooper*. Un anévrisme (1) de l'iliaque externe, qui s'étendait dans l'abdomen de manière à rendre impraticable la ligature de l'artère au-dessus de la tumeur, faisait des progrès dont la rapidité menaçait les jours du malade. On lia l'artère au-dessous de la tumeur, entre l'origine de l'épigastrique et celle de la crurale profonde. Quoique la première de ces deux branches et la circonflexe iliaque entretinsent la circulation dans la tumeur, dont les pulsations persistèrent, cependant ses progrès cessèrent à l'instant. Les ligatures se séparèrent sans accident. L'anévrisme se mit ensuite à diminuer tellement, qu'on espéra bientôt pouvoir lier l'artère au-dessus de la tumeur, s'il en était besoin. Mais, sur ces entrefaites, le malade, qui était allé à la campagne pour rétablir sa santé générale, y mourut subitement de l'hémorrhage intérieure occasionnée par la rupture de l'anévrisme. Cette terminaison ne paraîtra pas favorable, sans doute; mais n'a-t-on pas des raisons de croire qu'elle aurait pu être différente? Cette rupture du sac n'a-t-elle pas, en effet, reconnu pour cause une circonstance particulière, et en quelque sorte indépendante de la maladie, dont l'autopsie aurait donné connaissance, si elle avait été faite; ou bien, plus probablement, n'a-t-elle pas été la suite de mouvemens inconsidérés ou d'effort de la part du malade, affranchi de la surveillance de son médecin? Sans ces circonstances présumables, la tumeur n'aurait-elle pas continué à diminuer? et la maladie ne se serait-elle pas guérie (2)?

16. Quant aux heureux résultats de la ligature de l'artère au-dessus de la tumeur, ils sont prouvés depuis long-temps par l'expérience, qui a indiqué de plus tout ce qui doit être pris en considération pour déterminer le point précis de cette partie du vaisseau sur lequel il

(1) *Hogdson* et *Breschet*, t. 1, p. 402.

(2) J'émets cette opinion avec d'autant plus de confiance, que j'ai appris par une voie sûre que c'était celle de M. *Astley Cooper* lui-même.

est préférable d'appliquer la ligature. Dans les anévrismes spontanés, et ce sont les plus fréquens, l'altération soit fongueuse, soit tuberculeuse, soit cartilagineuse ou osseuse, etc., des tuniques de l'artère, qui est la cause première de la maladie, s'étend souvent à une certaine distance de la tumeur. Alors la ligature, appliquée trop près de celle-ci, trouve le vaisseau malade, et ne peut en déterminer l'oblitération. Cet état morbide des parois de l'artère s'étend quelquefois bien plus loin, et c'est toujours une circonstance extrêmement défavorable. *Vacca* (1) opéra par la méthode moderne un anévrisme poplité chez un sujet avancé en âge et d'une mauvaise constitution. La ligature resta vingt-cinq jours en place, et pourtant sa chute fut suivie d'hémorrhagie mortelle. L'ouverture du cadavre fit voir que la membrane interne de l'artère, *engorgée*, *généralement endurcie*, et dans plusieurs points *cartilagineuse*, n'avait pu contracter d'adhérence avec elle-même, ni avec le caillot, qui seul, à la chute de la ligature, n'avait pas été capable de résister à l'impulsion de la circulation.

17. D'un autre côté, si une inflammation s'est emparée de la tumeur, et s'est communiquée aux parties voisines et à une certaine étendue du tube artériel, alors cette portion enflammée du vaisseau supporte difficilement l'action de la ligature, et devient, selon l'expression de M. le professeur *Dupuytren*, *aussi facile à couper que du lard.* A cet égard, M. le professeur *Béclard* a observé qu'il fallait que l'inflammation eût duré assez long-temps pour que la membrane fibro-celluleuse de l'artère, celle qui supporte l'effort de la ligature, fût altérée au point de se couper instantanément sous sa constriction. Déjà le tissu cellulaire environnant, infiltré d'albumine, a perdu, par le fait de l'inflammation, sa force de cohésion, que la membrane extérieure de l'artère, d'une texture plus dense et plus fibreuse, conserve encore sa résistance et peut supporter l'effort du lien.

---

(1) *Scarpa*, p. 235.

Ayant mis à découvert l'artère crurale d'un chien de moyenne taille, je passai au-dessous une petite bandelette de linge large de quatre lignes. Vingt-quatre heures après, la plaie était enflammée, et commençait à suppurer. La portion d'artère mise à découvert était devenue d'un blanc opaque, et avait perdu la transparence qui, la veille, laissant apercevoir un peu la couleur du sang, lui donnait l'aspect rougeâtre. Je substituai alors à la bandelette de linge deux petits cordonnets de soie, d'un cinquième de ligne de diamètre chacun, que je liai séparément à chaque extrémité de la portion d'artère enflammée. Je serrai fortement ces ligatures, et non-seulement elles ne coupèrent pas immédiatement l'artère, mais elles ne se séparèrent pas ensuite sensiblement plus tôt qu'à l'ordinaire.

18. En plaçant la ligature trop près de la tumeur, l'inflammation qui résulte de l'opération peut aussi se communiquer au sac, et donner lieu à de graves accidens. Ce fut en partie ce qui fit échouer la première opération d'anévrisme de l'artère carotide, tentée par M. *Astley Cooper* (1).

19. Si une branche collatérale considérable naît immédiatement au-dessus ou au-dessous du point embrassé par la ligature, il ne se forme point de caillot de ce côté, et les adhérences récentes du vaisseau, privées de ce soutien, ne peuvent à la chûte de la ligature résister à l'impulsion du sang. Aussi est-il de précepte de s'éloigner autant qu'on le peut de ces grosses collatérales. Si l'on était obligé de lier l'artère dans leur voisinage, il vaudrait mieux les laisser au-dessous qu'au-dessus de la ligature. Elles seraient en effet moins utiles dans ce dernier cas pour le rétablissement de la circulation collatérale qu'elles ne seraient nuisibles dans le premier sous le rapport de l'hémorrhagie consécutive.

20. La situation plus ou moins superficielle de l'artère dans les différentes parties de son trajet, depuis la tumeur jusqu'au point où

---

(1) *Hodgson* et *Breschet*, t. 2, p. 8

ce vaisseau cesse de pouvoir être embrassé par la ligature, doit aussi être prise en considération dans la question qui nous occupe. En effet, toutes choses égales d'ailleurs, il faut découvrir l'artère là où il est le plus facile de pénétrer jusqu'à elle, de la séparer des nerfs et des veines qui l'accompagnent, de l'embrasser immédiatement par une ligature, et de serrer celle-ci au degré convenable.

21. Ainsi donc, éviter la portion malade du vaisseau en se tenant à une certaine distance de la tumeur, s'éloigner des grosses collatérales, et les laisser plutôt au-dessous qu'immédiatement au-dessus du lien; choisir pour placer celui-ci la partie la plus superficielle de l'artère ; telles sont les différentes considérations qu'il faut tâcher d'accorder pour déterminer le point du vaisseau sur lequel il est le plus convenable d'appliquer la ligature.

22. Cette question arrêtée, certaines règles sont à observer pour découvrir l'artère, et la préparer à recevoir le moyen qui doit y intercepter le cours du sang. L'incision des tégumens doit être faite dans la direction de l'artère, et cette règle générale ne souffre guère d'exception que pour les artères iliaques externe et primitive et pour l'axillaire. Cette première incision doit avoir en général plusieurs pouces de longueur, et son étendue doit être proportionnée à la profondeur à laquelle on est obligé de pénétrer pour arriver au vaisseau. Le tissu cellulaire sous-cutané étant divisé, et les artérioles qui peuvent fournir du sang ayant été liées, les aponévroses seront incisées dans une étendue aussi grande que les tégumens. Lorsque l'artère est située profondément sous des muscles, c'est en les écartant et en incisant ou déchirant le tissu cellulaire qui les unit, qu'il faut arriver jusqu'à elle; et non en divisant, soit longitudinalement, soit transversalement les masses musculaires. Cette division n'est permise que quand il est impossible d'agir autrement, comme, par exemple, pour découvrir les artères iliaques. Ces différentes incisions seront faites, les unes avec le bistouri droit, d'autres avec le bistouri convexe, d'autres enfin avec le bistouri boutonné, et la sonde can-

nelée servira quelquefois à les diriger et à les conduire avec plus de sûreté.

23. Parvenu à l'artère, on incisera sa gaine celluleuse dans l'étendue de quelques lignes en la soulevant avec des pinces et se servant d'un bistouri convexe. Quelques personnes préfèrent faire cette incision sans soulever la gaîne, et sur le côté du vaisseau, afin de moins risquer de blesser celui-ci. D'autres enfin dilacèrent cette gaîne avec l'extrémité d'une sonde cannelée évidée. M. *Astley Cooper* emploie quelquefois une petite lame d'ivoire mince et très-tranchante. La gaîne incisée, on isolera avec la plus grande facilité le vaisseau des nerfs et des veines qui l'accompagnent, et l'on passera très-aisément sous lui l'intrument destiné à conduire la ligature. Dans cette partie de l'opération, il est de précepte de ne séparer l'artère de sa gaîne que dans l'étendue nécessaire pour placer le lien. Quand la situation profonde du vaisseau ne permet pas d'aller inciser son enveloppe celluleuse, on le sépare des parties qui ne doivent pas être comprises dans la ligature, soit avec un instrument aplati, mince, non tranchant, soit avec un stylet mousse, soit avec une sonde cannelée, évidée; quelquefois même c'est l'aiguille qui conduit la ligature, qui isole ainsi l'artère des parties environnantes. Il faut apporter les plus grandes précautions à cette partie essentielle et souvent difficile de l'opération. Il faut bien prendre garde de blesser soit l'artère, soit les veines ou les nerfs voisins, de trop contondre ou dilacérer les parties environnantes, dans la crainte de déterminer une inflammation trop vive, trop étendue, et capable de revêtir un fâcheux caractere.

24. Il est ensuite plusieurs manières de passer sous le vaisseau le lien destiné à y interrompre la circulation. Les aiguilles à ligature ordinaire, émoussées à leur pointe et sur leurs bords, peuvent être employées quand l'artère est superficielle. L'aiguille à manche de M. *Deschamps* (1) est d'un usage plus général, et surtout plus avan-

(1) *Sabatier* attribue l'invention de cet instrument à un de ses élèves (Méd.

tageux quand il faut pénétrer à une certaine profondeur : alors il est souvent nécessaire de diminuer la longueur, et d'augmenter un peu la courbure de la portion qui doit s'engager sous l'artère. Cependant il est quelquefois très-difficile de manœuvrer cet instrument dans une plaie étroite et profonde; c'est ce qui fit imaginer à *Desault* son aiguille à ressort (1), instrument qui a beaucoup d'analogie avec la sonde de *Bellocq*. M. *Henri Earle* (2) a modifié cette aiguille de manière que, quand on pousse le stylet, il entraîne avec lui la ligature, et l'engage sous le vaisseau, ce qui prévient la difficulté qu'on pourrait éprouver à aller au fond d'une plaie resserrée, passer le lien dans l'œil du stylet. M. *Astley Cooper* se sert quelquefois d'une tige d'acier montée sur un manche, très-recourbée à son extrémité libre, et terminée par une petite olive, dans l'épaisseur de laquelle est creusé le chas destiné à recevoir la ligature (3). *Scarpa*, au lieu d'aiguille ordinaire, emploie une petite spatule d'argent pur, très-mince, et si flexible, qu'elle peut s'adapter à toutes les parties même situées le plus profondément. *M. Astley Cooper* fait aussi quelquefois usage d'un instrument à peu près semblable. M. *Dupuytren* se sert presque exclusivement d'une sonde cannelée, évidée à son extrémité et un peu recourbée, qu'il passe sous l'artère, et dans la cannelure de laquelle il conduit un stylet aiguillé, flexible, traînant après lui la ligature qu'il engage de cette manière sous le vaisseau. C'est ainsi qu'il a agi dans les différentes ligatures qu'il a faites des artères carotide, iliaque externe, etc. Quel que soit l'instrument que l'on préfère, il faut l'introduire entre l'artère et la partie satellite qui en est le plus rapprochée, et qui risquerait davantage d'être blessée, si on agissait dif-

---

opér., t. 1, p. 404); mais on le trouve déjà décrit et représenté dans un mémoire lu à l'académie royale des sciences, le 16 juillet 1746, par *Casa Major Delaplace*, qui paraît en être le premier inventeur.

(1) Œuvres chirurg. de *Desault*, par *Bichat*, t. 2, p. 560.

(2) *Hodgson* et *Breschet*, t. 2, p. 111.

(3) Dict. des sciences médic., art. *ligature*, t. 28, p. 209.

féremment, et si c'était de son côté que vînt ressortir la pointe de la sonde ou de l'aiguille. C'est, par conséquent, presque toujours entre l'artère et la veine qu'il faut faire pénétrer ces instrumens (1).

25. Maintenant, de quelle manière faut-il intercepter le cours du sang dans l'artère, et déterminer son oblitération ? Les différens moyens employés à cet effet sont-ils tous également bons, et n'en est-il pas quelques-uns qu'on doive préférer ? Telles sont les questions qui vont être l'objet de nos recherches et de nos expériences.

26. Deux choses bien distinctes sont à remarquer dans le phénomène de l'oblitération d'une artère : 1.° la suspension du cours du sang dans son intérieur, et les nouveaux rapports, les nouvelles conditions dans lesquelles doivent se trouver ses parois pour que leur adhérence s'établisse ; 2.° l'établissement de cette adhérence, et l'entier accomplissement de l'oblitération. L'art remplit d'une manière plus ou moins favorable la première indication ; la nature seule peut satisfaire à la seconde ; et si, comme nous le verrons, quelques circonstances s'opposent à ce qu'elle effectue convenablement cette partie essentielle du travail, tous les efforts de l'art sont inutiles et infructueux.

27. Les différens procédés employés dans l'opération de l'anévrisme pour interrompre la circulation dans l'artère et en opérer l'oblitération, peuvent tous se rapporter à deux méthodes principales, la ligature circulaire, et l'aplatissement.

28. La première, beaucoup plus ancienne que la seconde, a été employée dans l'opération de l'anévrisme et dans la blessure des artères, avant qu'on ne s'en servît pour arrêter l'hémorrhagie à la suite des amputations. *Galien*, *Celse*, *Aëtius*, *Paul d'Égine*, *Albucasis*, etc., l'ont recommandée et rendue d'un usage général. Rem-

(1) Pour de plus grands détails, et pour ce qui a rapport à la ligature de chaque artère en particulier, voyez *Hodgson* et *Breschet*, t. 2 ; *Scarpa*, Traité de l'anévrisme ; l'addition à ce même traité que vient de traduire M. le docteur *Olivier*, et la thèse de M. *Taxil*, sur la ligature des artères du membre abdominal.

placée depuis long-temps en Italie, et un instant en France, par l'aplatissement, elle est employée maintenant par la plupart de nos praticiens. On s'en sert généralement aussi dans le nord, et presque exclusivement en Angleterre.

29. A cette constriction circulaire de l'artère ont été employées des ligatures de diverses formes, et serrées à différens degrés. On s'est servi pendant long-temps de ligatures plates, larges à peu près de deux lignes, formées de brins de fil cirés et placés l'un à côté de l'autre en forme de ruban. On ne les serrait que médiocrement pour ménager le plus possible les tuniques du vaisseau, espérant par là retarder sa section. Mais, quand une connaissance plus exacte du mécanisme de l'oblitération des artères eut appris que, toutes choses égales d'ailleurs, l'adhérence des parois du vaisseau est d'autant plus sûre et plus prompte que la ligature en a divisé d'abord, le plus nettement possible, les membranes internes, on diminua le volume des liens, on les arrondit, ou bien, leur conservant la forme aplatie, on diminua tellement leur largeur, qu'ils agirent alors comme s'ils eussent été ronds. Les chirurgiens auxquels nous devons ces recherches sur le mode d'oblitération des artères, tels que MM. *Jones*, *Astley Cooper*, *Travers*, etc., ne font usage que de ligatures fines, rondes, résistantes, par exemple de cordonnet de soie d'une demi-ligne, ou un quart de ligne de diamètre, qu'ils serrent (1) de manière à diviser circulairement et dans toute leur épaisseur les membranes internes du vaisseau. *Hodgson* (2) rapporte qu'il a vu seize fois la ligature circulaire simple réussir complètement pour la guérison d'anévrismes des artères iliaque externe, fémorale et radiale. Il dit

(1) Le nœud double, dit *nœud du chirurgien*, avec lequel il est difficile d'apprécier exactement le degré de force nécessaire pour étreindre suffisamment l'artère et diviser ses membranes interne et moyenne, doit être remplacé par le nœud simple. On soutiendra celui-ci par un second, et même, si l'on veut, par un troisième.

(2) Ouvrage cité, t. 1, p. 307.

aussi ne connaître que trois cas où ce procédé a été suivi d'hémorrhagie. Dans deux de ces cas, l'état morbide des membranes du vaisseau empêcha leur adhésion. Dans le troisième, il ne s'était point formé de caillot dans l'artère, et ses adhérences avaient été détruites par l'impulsion de la circulation, le quatorzième jour après l'opération. C'est de cette manière qu'ont été faites presque toutes les ligatures des artères carotide, iliaque externe et iliaque interne, pratiquées jusqu'à ce moment en Angleterre, en France et en Amérique; et chaque fois que les malades ont succombé, ce n'a jamais été par cause d'hémorrhagie secondaire. MM. *Béclard* et *Breschet*, d'après des expériences faites sur des animaux, se décidèrent en faveur de la ligature circulaire simple, ronde, unique et immédiate, à l'exclusion de tous les moyens employés pour l'aplatissement des artères (1). M. le professeur *Dupuytren* partage cette opinion sur le mode d'agir le plus avantageux des ligatures, et tient à opérer primitivement la section des membranes internes du vaisseau. Pour lier les plus grosses artères, l'iliaque externe, par exemple, il se sert d'une ligature d'une ligne de largeur, formée de quatre ou cinq petits cordonnets de soie disposés en ruban. Ce lien s'arrondit au moment où on le serre, et agit comme une ligature ronde d'une demi-ligne de diamètre.

30. Dans le cas où le sang peut affluer avec rapidité dans la portion d'artère située au-dessous de la ligature, à raison de certaines anastomoses considérables, comme cela a lieu dans les artères carotide et iliaque externe, quelques praticiens, M. *Abernethy* entre autres, appliquent deux ligatures, qui se touchent quelquefois, mais que sépare ordinairement un espace plus ou moins considérable. Cependant une seule ligature a souvent été appliquée avec succès sur ces mêmes artères, et elle peut presque toujours suffire. M. *William Goodlad* (2) n'employa qu'une seule ligature dans un cas où il lia la

---

(1) Dict. des sciences médic., art. *ligature*.

(2) *Hogdson* et *Breschet*, t. 2, p. 57.

carotide primitive pour faciliter l'extirpation d'une tumeur considérable occupant le côté de la face et du col. M. *Walther*, de Landshut en Bavière (1), lia de la même manière la même artère pour un anévrisme de la carotide externe. M. *Dupuytren* (2), dans un cas de tumeur érectile de la conque et du pourtour de l'oreille, ne se servit, pour lier la carotide primitive, que d'une seule ligature composée de deux brins de fil ciré. MM. *Freer*, *Tomlinson*, de Birmingham, *Dorsey*, de Philadelphie, *Brodie*, *Norman*, à l'hôpital de Bath, *Lawrence*, *Smith Soden*, lièrent tous avec succès l'artère iliaque externe au moyen d'une seule ligature (3). Ce ne serait guère que dans le cas où on aurait dénudé l'artère dans une étendue bien plus grande que celle nécessaire pour passer la ligature, qu'il conviendrait peut-être d'en appliquer deux, une à chaque extrémité de la dénudation ; encore faudrait-il que cette dénudation fût bien étendue. J'ai plusieurs fois, sur des chiens, dénudé une artère, la carotide, par exemple, dans l'étendue de dix à douze lignes, appliquant la ligature tantôt au milieu, tantôt à l'une ou à l'autre extrémité de la portion dénudée. J'ai toujours vu celle-ci, au lieu de se sphacéler, se réunir parfaitement aux parties voisines au moyen de la lymphe plastique et organisable qui s'épanche autour d'elle, et dont nous parlerons. Ayant même passé sous l'artère dénudée une petite bandelette de linge large de trois lignes, et ne l'ayant retirée qu'après vingt-quatre heures, je vis encore le vaisseau se réunir aux parties environnantes. Ainsi donc, sans admettre chez l'homme une aussi grande aptitude à la réunion des parties que chez les animaux sur lesquels nous avons fait ces expériences, on peut cependant conclure que la dénudation de l'artère, dans une étendue un peu plus grande que celle nécessaire pour le passage du lien, ne peut pas être regardée

---

(1) *Hodgson* et *Breschet*, t. 2, p. 82.

(2) *Id.*, p. 296.

(3) *Id.*, p. 197, 199, 202, 207, 208, 246.

comme une cause de mortification du vaisseau, et comme nécessitant l'application de deux ligatures.

31. M. *Maunoir*, de Genève, d'après le conseil de *Celse* (1), renouvelé par *Aëtius* (2), recommande de diviser transversalement le vaisseau, après l'avoir compris entre deux ligatures. Il fonde l'utilité de ce procédé sur ce qu'il pense que la section, quelquefois trop prompte, de l'artère sous une seule ligature, tient à la force de rétraction inhérente au vaisseau, et qu'il attribue à des fibres longitudinales, dont il suppose assez gratuitement l'existence dans les tuniques artérielles : mais la section des parties comprises par la ligature, qui n'est autre chose que leur ulcération ou leur mortification, peut-elle être hâtée par cette disposition rétractile de l'artère? D'ailleurs, comme nous le verrons, ses effets se trouvent, dans ce cas, en partie annulés par le fait de l'exsudation albumineuse qui entoure alors le vaisseau, l'unit solidement aux parties voisines, et, après sa section, ne permet à ses bouts qu'un écartement léger. Cet écartement est alors, en effet, toujours bien moindre que celui qui survient quand on divise primitivement l'artère. J'ai lié comparativement sur des chiens de même taille, ainsi que sur le même chien, les artères carotides, d'une part, avec une seule ligature, de l'autre, en en plaçant deux et divisant l'artère entre elles, et je n'ai jamais vu que les ligatures tardassent davantage à se détacher dans le second cas que dans le premier : souvent même j'ai observé le contraire.

32. M. *Maunoir* espère encore, en favorisant la rétraction de l'artère, mettre celle-ci dans la même condition qu'à la suite des amputations; mais cette idée est inexacte en ce que l'artère seule se rétracte, et nullement les parties environnantes. D'ailleurs les hémorrhagies, plus fréquentes dans l'opération de l'anévrisme qu'à la suite des amputations, tiennent bien moins à ce que, dans ce dernier cas, les vaisseaux et les muscles environnans cèdent librement à leur rétrac-

(1) Lib. 5, cap. 2, sect. 5.

(2) Tom. 2, sermo decimus quintus, cap. 10.

tion qu'aux considérations suivantes (1). Premièrement, on trouve bien moins souvent les artères malades dans les amputations que dans l'opération de l'anévrisme; en second lieu, dans l'amputation, non-seulement le tronc de l'artère centrale du membre se trouve lié, mais encore ses principales collatérales. La circulation n'a pas à se continuer par celles-ci pour aller nourrir au-dessous des parties qui n'existent plus; le sang se coagule très-haut dans le tronc de l'artère et dans ses branches. Ces vaisseaux se rétrécissent promptement dans une grande étendue, et les adhérences de leurs extrémités se trouvent solidement protégées contre l'impulsion de la circulation. Dans l'opération de l'anévrisme, au contraire, on ne lie que le tronc de l'artère. La circulation continue à travers les collatérales qui naissent aux environs de la ligature, et leur dilatation progressive sollicite chaque jour davantage le sang à y passer en plus grande quantité. La colonne sanguine exerce par conséquent, sur le caillot qui protége les adhérences, un effort toujours croissant, et souvent capable, à la chute de la ligature, de surmonter leur résistance.

33. Cependant, malgré la manière peu rationnelle dont le chirurgien de Genève explique les avantages du procédé qu'il préconise, et qu'il avait fondé d'abord sur des expériences faites sur des animaux (2), il ne lui en a pas moins réussi sur l'homme, ainsi qu'à plusieurs autres praticiens (3). M. *Astley Cooper* employa avec succès ce procédé la seconde fois qu'il fit la ligature de l'artère carotide (4). Le docteur *Post*, chirurgien de New-York, et M. *Dalrympe*, lièrent

(1) Ce sont celles que donne dans ses cours M. le professeur *Béclard*.

(2) Mém. physiol. et pratiq. sur l'anévrisme et la ligature des artères, par *J. P. Maunoir*, de Genève, an 10.

(3) Voyez une dissertation sur la section de l'artère entre deux ligatures, dans l'opération de l'anévrisme, présentée et soutenue à l'école de médecine de Paris, le 3 brumaire an 13, par *Ch. Théoph. Maunoir*, de Genève, le frère du précédent.

(4) *Hodgson* et *Breschet*, t. 2, p. 13.

de même, et avec un égal succès, la même artère (1). M. *Abernethy*, la première fois qu'il lia l'iliaque externe, divisa l'artère entre deux ligatures : il ne survint pas d'hémorrhagie, et le malade guérit (2). *Hodgson* assure qu'il n'est pas à sa connaissance que cette manière d'opérer, souvent employée en Angleterre, y ait jamais été suivie d'accident (3). *Scarpa* est presque le seul qui fasse mention d'hémorrhagie survenue après l'emploi de ce procédé, et cela dans deux cas où il avait été employé par deux habiles chirurgiens d'Italie (4). *Tenon* (5) avait conseillé à M. *Pelletan*, les premières fois qu'il fit l'opération de l'anévrisme par la méthode moderne, d'opérer de cette manière; et ce professeur convient qu'il n'y voit aucun inconvénient, surtout si on a soin d'appliquer assez exactement les ligatures, et de les serrer au degré convenable pour qu'elles n'échappent pas lorsqu'on aura fait la section de l'artère. Cet accident est en effet d'autant plus à craindre que souvent il serait extrêmement difficile, quelquefois même impossible, de réappliquer une nouvelle ligature sur le bout rétracté du vaisseau, tel, par exemple, qu'aux artères carotide et iliaque externe. C'est à la crainte de cet accident, à ce que croit M. *Marjolin* (6), qu'il faut attribuer le peu de faveur dont ce procédé jouit en France. *Hodgson* (7) pense qu'on peut presque constamment obtenir les avantages que l'on croirait attachés à la rétraction de l'artère, en mettant celle-ci, sans la diviser, dans le plus grand relâchement possible par la flexion du membre. Il regarde aussi la présence de deux ligatures dans la plaie, ainsi que la mortification ou l'ulcération des portions d'artères situées au-delà des liens, comme des

---

(1) *Hodgson* et *Breschet*, t. 2, p. 56 et 74.

(2) *Id.*, t. 2, p. 195.

(3) *Id.*, t. 1, p. 304.

(4) Traité de l'anévrisme, p. 311.

(5) *Pelletan*, Clin. chirurg., t. 1, p. 192.

(6) Nouv. Dict. de médec., t. 2, p. 300, art. *anévrisme*.

(7) Ouvr. cité, t. 1, p. 306.

causes de suppuration plus abondante. Il oppose d'ailleurs aux succès de ce procédé ceux obtenus au moyen d'une seule ligature, manière d'opérer beaucoup plus simple et non moins heureuse, et qui a généralement obtenu en Angleterre la préférence sur la première.

34. La réunion immédiate de la plaie faite pour découvrir l'artère doit soutenir les adhérences de ses extrémités, et prévenir surtout leur ulcération. Aussi a-t-on cherché à ce que le volume et la nature de la ligature, ainsi que le temps qu'elle reste appliquée sur l'artère et séjourne dans la plaie, s'opposassent le moins possible à la réunion immédiate de celle-ci. M. *Lawrence* (1) conseille de se servir pour ligature d'un petit cordonnet de soie, connu chez les marchands sous le nom de *soie des dentistes*, d'en couper les bouts le plus près possible du nœud, et de réunir immédiatement les lèvres de la plaie. Le corps étranger qu'on y renferme ainsi est d'un fort petit volume, et son poids, pour les plus grosses artères, n'est que d'un vingtième de grain. Quelquefois l'élimination s'en fait avant l'entière réunion de la plaie. Le plus souvent cette réunion ayant eu lieu, un abcès ordinairement fort petit se manifeste sur la ligne de la cicatrice, s'ouvre bientôt et laisse sortir la petite anse de ligature. Elle peut aussi se chatonner au milieu de la lymphe organisable versée autour du vaisseau, y séjourner plus ou moins, et même, selon quelques-uns, finir par être absorbée. M. *Cawardine de Thaxted* (2) a lié de cette manière l'artère fémorale, dans un cas d'anévrisme poplité, sur un malade âgé de trente ans. La plaie se réunit par première intention, l'anse de ligature resta incarcérée, et après quelques mois la guérison était parfaite.

35. C'est surtout quand on veut suivre ce procédé qu'il faut avoir grand soin de ne pas dilacérer les parties qu'on est obligé de diviser pour découvrir le vaisseau, et de ne séparer celui-ci que très-peu de ses connexions avec sa gaîne celluleuse. L'artère étant découverte au moyen de la plaie la plus simple possible, on fera une légère incision

---

(1) *Hodgson* et *Breschet*, t. 2, p. 265.

(2) *Id.*, t. 2, p. 269.

à sa gaîne celluleuse, et on introduira par là une aiguille à anévrisme, mince et étroite, avec laquelle on circonscrira immédiatement le vaisseau, et qui laissera autour de lui, en se retirant, une ligature de soie de moyenne grosseur, mouillée préalablement. On la serrera au degré convenable, on en coupera les bouts le plus près possible du nœud, et la plaie sera réunie par première intention.

36. On a aussi proposé, afin d'approprier davantage la substance de la ligature à la nature des parties au milieu desquelles elle doit séjourner, et de rendre son absorption plus facile, de se servir de poils d'animaux, de lanières de peau, de portions de tendon, ou de filets nerveux. M. *Astley-Cooper* employa une corde de boyau de la grosseur du *la* du violon, préalablement ramollie dans l'eau tiède, dans une opération d'anévrisme de l'artère poplitée pratiquée en présence de M. *Maunoir* de Genève. L'adhésion des bords de la plaie s'opéra promptement, l'anse de ligature resta incarcérée, et le malade retourna le vingtième jour à ses occupations (1). Chez un autre sujet opéré de la même manière, et pour la même maladie, M. *Astley-Cooper* obtint un résultat aussi heureux, malgré l'âge fort avancé du malade, qui était dans sa quatre-vingtième année. Environ deux mois après l'opération, ce vieillard marchait sans l'aide d'un bâton; la tumeur se trouvait réduite à un petit volume, et l'anse de ligature restée dans les chairs n'avait jamais paru avoir la moindre disposition à sortir (2).

37. On a fait d'autres essais tendant à débarrasser le plus promptement possible l'intérieur de la plaie, même de la portion de ligature qui étreint le vaisseau. M. *Travers* (3), dans des expériences sur les animaux, sur le cheval en particulier, dit avoir obtenu l'oblitération d'une artère en ne laissant la ligature circulaire simple appliquée que deux heures, ou six heures au plus, et réunissant ensuite immédia-

---

(1) Dict. des sciences médic., art. *ligature*, t. 28, p. 221.

(2) *Hodgson* et *Breschet*, t. 2, p. 273.

(3) *Id.*, t. 1, p. 316.

tement les bords de la plaie. M. *Astley-Cooper* a répété les mêmes expériences, mais sans obtenir le même résultat (1). M. *Béclard* n'a pas plus réussi que M. *Cooper*, il a même vu la circulation se rétablir après avoir laissé la ligature appliquée pendant un temps plus long que celui indiqué par M. *Travers*, et même pendant vingt-quatre heures.

38. Cependant M *Jones* (2) est encore allé plus loin. Il prétend que, quand on fait, au moyen d'une ligature que l'on enlève immédiatement, plusieurs sections rapprochées aux membranes internes d'une artère, il en résulte dans son intérieur un épanchement lymphatique assez étendu pour en effectuer l'oblitération. *Hodgson* (3), en répétant deux fois cette expérience, a obtenu un rétrécissement plus ou moins considérable du calibre de l'artère, mais non pas son entière oblitération.

39. Passons maintenant à ce qui a rapport à l'aplatissement de l'artère.

40. Cette manière d'y interrompre la circulation a été employée depuis long-temps par les chirurgiens d'Italie, au rapport de *Scarpa*; mais ce célèbre professeur peut en être regardé comme le régénérateur, par la prééminence qu'il lui a accordée sur la ligature circulaire, et par le procédé au moyen duquel il l'a effectuée. Ce procédé consiste à passer sous l'artère, préalablement dénudée dans l'étendue à peu près d'un travers de doigt, deux ligatures plates, larges chacune de deux lignes, et placées en contact l'une à côté de l'autre. On met ensuite sur l'artère un petit cylindre de toile long de six lignes, large de trois, sur lequel on noue les deux ligatures. On a soin de les serrer suffisamment pour mettre les parois de l'artère parfaitement en contact, et suspendre entièrement le cours du sang; mais pas assez pour intéresser les membranes internes du vaisseau, contondre

---

(1) Dict. des sciences méd., art. *ligature*, p. 202.

(2) *Hodgson* et *Breschet*, t. 1, p. 312.

(3) *Id.*, p. 314.

et meurtrir le tube artériel, de manière à en amener trop promptement la mortification. On interpose un plumasseau de charpie entre les lèvres de la plaie pour en prévenir la réunion. Le travail de l'oblitération s'opère dans l'artère, et le petit appareil de compression se détache du dix-huitième au vingt-unième jour, mais jamais, dit-on, avant le quatorzième, surtout si l'artère est du volume de la crurale. Quand on a opéré sur l'artère humérale, les ligatures et le cylindre sont ordinairement expulsés du onzième au treizième jour.

41. A l'époque de la publication de son grand mémoire sur l'anévrisme, *Scarpa* avait aplati six fois de cette manière, et avec succès, les artères fémorale superficielle et humérale : dans aucun cas il n'était survenu d'hémorrhagie consécutive. MM. *Boyer* et *Roux*, à l'hôpital de la Charité, ne lient jamais l'artère que de cette manière dans l'opération de l'anévrisme; avec cette seule différence, que le cylindre sur lequel ils aplatissent le vaisseau est fait d'une petite bande de diachylon gommé roulée sur elle-même. Dans seize opérations pratiquées sur l'artère crurale, et dans deux autres sur l'humérale, il n'est, assurent ces praticiens, jamais survenu d'hémorrhagie.

42. En 1815, M. *Mouland*, à Marseille, lia avec succès, par le même procédé, l'artère iliaque externe, pour un anévrisme inguinal. L'expulsion du cylindre eut lieu le vingt-huitième jour (1).

43. Cependant plusieurs chirurgiens, surtout les Anglais, qui avaient sur le mode d'oblitération des artères et sur l'action la plus avantageuse de la ligature des idées différentes de celles de *Scarpa*, reprochèrent à son procédé de dénuder l'artère dans une trop grande étendue, d'amener la mortification de cette portion dénudée et comprimée entre le cylindre et les ligatures, et de déterminer par suite, pour la séparation de la partie sphacélée, une inflammation ulcéreuse considérable, qui pouvait s'étendre au-delà des adhérences des parois de l'artère. Cette cause d'hémorrhagie pouvait encore être augmentée

(1) Bulletin de la faculté de médecine de Paris et de la société établie dans son sein, t. 5, p. 535, années 1816 et 1817.

par l'irritation qu'occasionnait le long séjour d'un corps étranger assez volumineux dans la plaie; enfin on était privé du grand avantage de réunir celle-ci par première intention.

44. D'après ces différentes considérations, *Scarpa* modifia ainsi son procédé (1). L'artère, mise à découvert, n'est dénudée que dans l'étendue nécessaire pour passer une ligature ronde, formée de six brins de fil ciré. On la serre sur un petit cylindre de sparadrap long de trois lignes, de manière à intercepter le cours du sang, en mettant en contact immédiat les parois du vaisseau, sans cependant en intéresser les membranes internes. Une inflammation adhésive unit bientôt les parois de l'artère dans le point en contact, et cela d'une manière assez solide pour que, du troisième au quatrième jour, on puisse couper la ligature sans crainte de voir la circulation se rétablir. Le cylindre et la ligature enlevés, on rapproche les bords de la plaie pour en hâter la réunion. Les adhérences, protégées et soutenues par les caillots qui se sont formés au-dessus et au-dessous, se consolident et s'étendent. L'hémorrhagie consécutive n'est point à craindre; car, à ce que prétend *Scarpa*, le vaisseau n'est point divisé ni par le sphacèle ni par l'ulcération, auxquels la prompte soustraction du moyen de compression n'a pas donné le temps de se déclarer. Nous verrons plus tard si réellement les choses se passent ainsi.

45. Le professeur *Mislei* répéta les expériences de *Scarpa* sur des animaux âgés, faibles et infirmes (2), et crut obtenir le même résultat. Le professeur *Paletta* employa trois fois ce procédé avec succès dans l'opération de l'anévrisme. Dans les trois cas, la ligature ayant été coupée sur le cylindre au quatrième jour, et tous deux ayant été retirés, les lèvres de la plaie furent rapprochées, et aucun accident ne retarda la guérison (3). MM. *Molina* et *Fenini* furent aussi heu-

(1) Dict. des sciences médic., art. *ligature*, t. 28, p. 204.

(2) *Id.*, p. 205.

(3) *Id.*, p. 207.

reux en traitant de cette manière un homme qui avait eu l'artère humérale ouverte vers son tiers inférieur (1).

46. M. *Roux*, au contraire, fidèle au procédé qui lui a toujours réussi, n'a point adopté cette modification, qu'il est loin de regarder comme avantageuse. La seule, peut-être, dont il croirait ce procédé susceptible, serait de n'employer qu'une seule ligature plate au lieu de deux, et de diminuer en même temps de moitié la longueur du cylindre. Mais il ne l'a pas jugée nécessaire, parce qu'il n'a jamais vu d'inflammation, de dépôts, d'ulcération étendue, résulter, comme on le craignait, de la présence des deux ligatures et du cylindre ordinaire.

47. Le professeur *Vacca*, de Pise, objecta à la modification que *Scarpa* fit subir à son procédé que, malgré la soustraction de la ligature et du cylindre du troisième au quatrième jour, l'artère ne s'en coupait pas moins consécutivement, plus tôt ou plus tard, selon la disposition individuelle. Cette objection, fondée sur des expériences plusieurs fois répétées, donna lieu à plusieurs lettres fort intéressantes entre *Scarpa* et *Vacca*, insérées presqu'en entier dans le Journal de M. *Omodei* (2). Outre l'intérêt qui résulte d'une pareille matière traitée par des hommes d'un aussi grand mérite, cette discussion est encore remarquable par l'esprit de modération, le ton plein d'honnêteté, de politesse et d'égards qui y règne de part et d'autre.

48. Généralement suivie depuis long-temps en Italie, comme nous l'avons dit, la méthode d'aplatir l'artère trouva aussi, sur la fin du siècle dernier et au commencement de celui-ci, plusieurs partisans en France, et quelques-uns même en Angleterre. Mais presque tous les procédés auxquels on eut recours furent moins simples et moins méthodiques que celui de *Scarpa*. *Guattani*, *Trew*, *Treichmeyer*, *Heister*, entassaient dans la plaie, au fond de laquelle le vaisseau avait

(1) Dict. des sciences méd., art. *ligature*, t. 23. p. 208.

(2) Journal imprimé à Milan.

été mis à découvert, des compresses graduées qui le comprimaient fortement au moyen d'un bandage extérieur (1). En 1792, M. *Percy* proposa de se servir d'une petite plaque de plomb laminé, à laquelle il substitua par la suite (2) une pince d'acier, dont on pouvait à volonté graduer la pression au moyen d'un bouton mobile qui glissait dans une fente pratiquée suivant la longueur des branches. Les deux petites plaques qui terminaient celles-ci, et qui devaient étreindre l'artère, étaient mobiles et roulantes sur un pivot, ce qui permettait de renverser l'instrument sur l'une ou l'autre lèvre de la plaie. M. *Deschamps*, en 1793, employa dans l'opération de l'anévrisme son presse-artère, qui ne lui avait encore servi que dans la blessure des grandes artères (3). C'est une tige métallique de deux pouces et demi de longueur, supportant une plaque de même matière, longue de sept lignes et large de quatre, sur laquelle on aplatit instantanément ou graduellement l'artère, au moyen d'un lacet large d'une ligne et demie. En 1810, M. *Duret*, ancien chirurgien major, proposa de remplacer le presse-artère de M. *Deschamps* par des pinces plates, dont un ressort maintenait les branches appliquées sur l'artère (4). M. *Ristelhueber*, médecin à Strasbourg, en proposa d'autres, au moyen desquelles on peut à volonté graduer la compression (5). Il ne paraît pas que les instrumens de MM. *Percy*, *Duret* et *Ristelhueber* aient jamais été employés sur l'homme. En Italie, le professeur *Assalini*, de Milan, proposa un serre-nœud en bois, ayant la forme d'un petit baril (6). Il fit construire aussi une pince en ar-

---

(1) *Hodgson* et *Breschet*, t. 1, p. 255.

(2) En 1810.

(3) Observ. sur la ligature des principales artères, etc.

(4) Dissert. sur la compression immédiate dans l'opération de l'anévrisme; thèse présentée et soutenue à la faculté de médecine de Paris, le 29 août 1810, par P. J. Duret, chirurgien-major.

(5) Mémoire sur la ligature et l'aplatissement des artères, inséré dans ceux de la société médicale d'émulation; 8e année, 11e partie.

(6) Dict. des sciences médicales, art. *ligature*.

gent, dont un ressort et une vis déterminaient la pression, et qu'il dit avoir employée trois fois avec succès dans des cas d'anévrisme poplité. La première fois l'instrument resta appliqué quatre jours, et les deux autres il fut retiré au bout de vingt-quatre heures (1). En Angleterre, M. *Crampton* inventa un presse-artère qui a la plus grande analogie avec celui de M. *Deschamps* (2). *Tomson-Forster* conseilla de matelasser l'artère avec un coussinet de charpie sur lequel on plaçait un segment de bois de trois quarts de pouce de long, et d'un tiers de pouce de large, le tout étant serré par une large ligature (3). M. *Cline* préférait appliquer immédiatement sur l'artère un morceau de liége long de douze lignes. Le lien dont il se servait était un ruban large d'un pouce (4). Enfin M. *Ayzer*, en Allemagne, donna la préférence au presse-artère de M. *Deschamps*, qu'il modifia légèrement pour en rendre l'application plus sûre (5).

49. Mais les principes d'une saine doctrine rejettent généralement l'emploi de ces différens moyens. D'abord le volume, la dureté, et souvent la nature métallique de ces divers corps introduits dans la plaie, peuvent, par l'irritation qu'ils occasionnent, appeler vers l'artère une inflammation ulcérative, étendue et préjudiciable. En second lieu, les avantages de la compression graduée, que l'on peut exercer sur l'artère au moyen de quelques-uns de ces instrumens, pour faciliter le développement des collatérales, ne sont pas aussi réels qu'on l'a cru d'abord. On sait en effet maintenant avec quelle facilité et quelle promptitude le cours du sang se rétablit dans un membre dont on lie tout à coup la principale artère, lors bien même que la circulation n'a pas été préalablement gênée dans celle-ci par le fait d'un anévrisme préexistant. On a espéré aussi qu'en retirant

---

(1) *Hodgson* et *Breschet*, t. 2, p. 282.

(2) Mémoire de *Ristelhueber*.

(3) *Hodgson* et *Breschet*, t. 1, p. 288.

(4) *Id.*

(5) Mém. de *Ristelhueber*

ces moyens compressifs avant qu'ils n'eussent coupé l'artère, on préviendrait cette section, et on n'aurait pas à redouter l'hémorrhagie secondaire. Mais il est prouvé que la portion d'artère sur laquelle a porté la compression se sphacèle constamment : et nous verrons de plus que cette mortification des parois du vaisseau peut s'étendre au-delà, par suite des manœuvres nécessaires pour dégager et retirer l'instrument. M. le professeur *Dubois* a cherché à remplir cette double indication, de faciliter le développement des collatérales, et de prévenir la division de l'artère, en l'étreignant graduellement au moyen d'une ligature passée dans un serre-nœud, et en retirant ceux-ci aussitôt que la tumeur anévrismale cesse d'offrir des battemens. Il a été imité par MM. *Larrey* et *Viricelle* de Lyon. De trois malades affectés d'anévrisme poplité, opérés selon ce procédé par le professeur de l'école de Paris, les deux premiers ont guéri ; le troisième a été surpris au dix-huitième jour par une hémorrhagie funeste ; le serre-nœud et la ligature avaient été retirés sept jours avant cet accident (1).

50. Nous pouvons donc dire que, de tous les moyens d'aplatir l'artère, celui qui est préférable, à raison du moins grand nombre d'inconvéniens qu'il présente, est le procédé de *Scarpa*, tel qu'il l'a proposé d'abord, et tel qu'il est employé parmi nous à l'hôpital de la Charité. Les succès qu'en a obtenus son auteur, ainsi que MM. *Boyer* et *Roux*, le rendent recommandable, et pourraient peut-être encore le faire mettre en parallèle avec la ligature circulaire.

51. Ayant ainsi exposé ce qui a rapport aux deux méthodes d'interrompre le cours du sang dans l'artère, la ligature circulaire et l'aplatissement, il se présente ici naturellement une question ; savoir laquelle de ces deux méthodes est préférable. J'avouerai d'abord que, séduit par l'autorité du célèbre professeur de Pavie, ainsi que par les succès rapportés par les chirurgiens qui ont suivi sa

(1) Mém. de *Rostelhueber*, p. 716

méthode ; croyant d'ailleurs que, toutes choses égales, la ligature, qui avait seulement aplati l'artère, la coupait toujours plus tard que celle qui l'avait liée circulairement et en avait divisé les membranes internes, je pensais qu'on devait accorder la préférence à l'aplatissement. Je voulus faire sur les animaux quelques expériences comparatives des deux méthodes, pour confirmer mon opinion ; mais je fus fort étonné d'obtenir des résultats tout différens de ceux auxquels je m'attendais. En conséquence, je poursuivis mes expériences, et je les étendis à tous les divers modes de ligatures. Elles éclaircirent mes doutes en me montrant le mécanisme différent de l'oblitération de l'artère, selon qu'on l'a aplatie, ou bien qu'on l'a liée circulairement. Ces résultats fixèrent mon opinion, et je recommençai mon travail. Maintenant le parallèle que je vais établir entre ces deux méthodes de lier l'artère, consistera principalement dans l'exposé du travail particulier de l'oblitération dans chacune des deux manières d'agir de la ligature. On verra dans quel cas les choses se passent le plus favorablement pour la prompte oblitération du vaisseau, et pour prévenir le plus efficacement possible l'hémorrhagie secondaire.

52. Voulant d'abord connaître l'effet immédiat des différentes ligatures sur les artères de l'homme, je répétai les expériences déjà faites à cette occasion, et je remarquai, 1.° que, quels que soient la ténuité et le degré de constriction d'une ligature nouée circulairement, elle ne coupe jamais entièrement le vaisseau; la membrane extérieure fibro-celluleuse résiste toujours : l'épaisseur et la résistance de cette membrane m'ont paru les mêmes dans les artères ossifiées que dans les artères saines; 2.° que, si l'on serre circulairement une ligature un peu plus qu'il n'est nécessaire pour intercepter le cours du sang dans l'artère, les membranes interne et moyenne sont coupées circulairement dans toute leur épaisseur. Cette section, en général d'autant plus facile et plus nette que la ligature est plus fine et plus ronde, s'obtient cependant presque aussi aisément avec une ligature plate, d'une ligne et demie de largeur, qu'avec une

ligature ronde d'une ligne, d'une demi ou d'un quart de ligne de diamètre. Je crois qu'alors c'est moins à la forme et au volume de la ligature qu'est due la section facile des membranes de l'artère qu'au froncement circulaire qu'elles éprouvent. J'ai remarqué aussi que les ligatures plates d'une demi-ligne, une ligne, ou une ligne et demie de largeur, formées de fils cirés placés à côté les uns des autres, agissaient comme des ligatures rondes d'un diamètre un peu moindre, parce qu'elles en prenaient la forme au moment où on les serrait. Les ligatures plates, larges au moins de deux lignes, sont les seules qui conservent alors leur forme en ruban, et ménagent davantage les tuniques artérielles, qui ne se trouvent divisées que sous le nœud; mais on ne se sert guère de ligatures de cette largeur que pour aplatir l'artère, et non pour l'étreindre circulairement.
3.° J'ai vu enfin que, quand on aplatit une artère en interposant entre elle et la ligature un cylindre de sparadrap, les membranes internes du vaisseau résistent à une constriction supérieure à celle qui est nécessaire pour interrompre le cours du sang, et à laquelle elles n'auraient pas résisté, si elle se fût exercée circulairement. Cependant, si cette constriction est portée plus loin, les tuniques finissent par se rompre, et cela d'autant plus facilement que la ligature est plus ronde et plus étroite. Celles qui m'ont paru, dans ce cas, ménager davantage les tuniques artérielles étaient celles qui offraient tout à la fois une certaine largeur et une grande souplesse; telles, par exemple, que des écheveaux de bourre de soie légèrement cirés, composés de quinze ou dix-huit fils avec lesquels on pouvait former des ligatures plates, d'une ligne et demie à deux lignes de largeur, ou des ligatures rondes d'une ligne de diamètre seulement.

53. Au moment où l'on met une artère à découvert et qu'on passe une ligature au-dessous, le sang, versé par les petits vaisseaux divisés dans l'opération, s'infiltre dans le tissu cellulaire environnant; mais bientôt il s'y trouve mêlé à un fluide séreux, de nature albumineuse, versé par les capillaires dans un premier degré d'inflammation. *Cette*

matière concrescible, cette lymphe plastique et organisable remplit les aréoles du tissu lamineux, qui prend l'aspect et la consistance lardacés, devient plus épais, plus dense et moins résistant que dans l'état naturel. Si les lèvres de la plaie sont exactement rapprochées, cette lymphe plastique constitue d'abord leur adhérence inorganique, puis elle s'organise d'une manière solide et durable. Si au contraire la plaie n'est pas immédiatement réunie, la partie de l'exsudation en contact avec l'air s'organise pour former à la surface de la division la membrane des bourgeons charnus.

54. En même temps cette matière organisable est versée autour de l'artère; elle se concrète bientôt, et environne le vaisseau dans toute l'étendue de sa dénudation et à une certaine distance au-delà, d'une couche albumineuse solide plus ou moins épaisse, qui lui adhère d'une part, et de l'autre est continue avec la même matière infiltrée dans le tissu cellulaire voisin. Cette enveloppe accidentelle du vaisseau, cette espèce de *virole albumineuse* qui l'entoure, joue un rôle essentiel dans le travail de l'oblitération, et peut être comparée, sous plusieurs rapports, à la virole osseuse qui se forme dans la première période de la réunion des os. Cette exsudation affecte, par rapport au vaisseau, une disposition différente selon le mode de ligature employé. Quand on lie circulairement l'artère, quels que soient la largeur et le degré de constriction de la ligature, qu'elle soit même passée simplement comme ligature d'attente, l'anse qu'elle forme autour du vaisseau est exactement enveloppée par la virole albumineuse, qui offre seulement une ouverture en devant pour laisser passer les extrémités du lien. (*fig.* 1.) Cette ouverture est d'autant plus étroite, et la virole albumineuse plus complète que la ligature est plus fine et plus exactement serrée : celle-ci s'enfonce alors entre les tuniques divisées de l'artère, et la portion fort étroite de membrane celluleuse qu'elle embrasse est le seul point sur lequel ne se fait pas l'exsudation (1).

---

(1) Prise sur un chien opéré depuis quarante-huit heures, et lavée du sang

55. Quand les bouts de la ligature ont été coupés au niveau du nœud, la virole albumineuse n'offre pas d'ouverture en avant comme dans le cas précédent; elle est partout fermée et continue, et incarcère exactement l'anse de ligature. Sa disposition est alors plus régulière; elle offre plus d'épaisseur à sa partie moyenne qu'à ses extrémités, et donne une forme ovoïde à la portion d'artère qu'elle embrasse.

56. Quand on interpose un corps étranger entre la ligature et l'artère, le cylindre de *Scarpa*, par exemple; toute la portion du vaisseau sur laquelle porte cet appareil de compression est privée de l'exsudation qui recouvre les parties environnantes; de plus, la virole albumineuse est interrompue en devant dans toute l'étendue occupée par le cylindre (*fig.* 6), car le plus ordinairement l'exsudation se borne à en embrasser le pourtour. Elle ne le recouvre en entier et ne l'incarcère momentanément que quand le vaisseau est profondément situé, et que, malgré l'interposition d'un plumasseau de charpie entre les lèvres de la plaie, les parties les plus profondes se sont resserrées sur le cylindre. Dans tous les cas, comme nous le verrons plus tard, au moment où le cylindre se sépare, les extrémités de l'artère sont apparentes et à découvert au fond de la plaie, et non pas entourées de toutes parts et exactement enveloppées par la virole al-

---

qui s'y trouvait mêlé, cette matière était blanchâtre, consistante, avait quelque apparence de contexture fibreuse. Elle a offert au microscope des globules semblables pour le volume à ceux du sang, mais qui n'étaient pas colorés. Son analyse chimique, faite par M. *Parruel*, a montré que ce n'était précisément ni de l'albumine ni de la fibrine, mais une substance intermédiaire qui tenait tout à la fois de l'une et de l'autre, et spécialement de la seconde. Ce chimiste la regarde comme une matière qui n'a plus besoin que d'une très-légère élaboration pour être tout-à-fait de la fibrine. Cette analyse pourrait être le commencement de recherches plus étendues sur les différens états par lesquels passe sûrement cette matière depuis le moment de sa sécrétion jusqu'à son organisation parfaite.

bumineuse, comme cela a lieu lorsqu'on a lié immédiatement le vaisseau avec une ligature fine.

57. Il est maintenant facile de concevoir que l'exsudation doit affecter une disposition plus défavorable encore par rapport à l'artère, quand on s'est servi, pour l'aplatir, des pinces et des presse-artères dont nous avons parlé. Lorsque, comme M. *Dubois*, on passe les extrémités de la ligature dans un serre-nœud dont le bout porte sur le vaisseau, l'exsudation se comporte à l'égard de celui-ci comme s'il avait été lié circulairement avec une forte ligature; seulement la présence du serre-nœud agrandit beaucoup l'ouverture dont est percée en devant la virole albumineuse pour le passage des extrémités du lien.

58. En même temps que cet appareil de protection s'établit à l'extérieur du vaisseau, il s'en forme un autre dans son intérieur. La circulation étant interrompue, le sang, à partir du point serré par la ligature, se coagule au-dessus et au-dessous jusqu'au voisinage de la première collatérale : quand celle-ci est peu considérable, le caillot se prolonge quelquefois au-delà, et même dans son intérieur. Ce coagulum a une forme conique; son sommet est libre dans la cavité de l'artère, et regarde la première collatérale; sa base répond au point où les parois du vaisseau sont en contact. Examiné à la même époque, le caillot varie en volume, en étendue et en consistance : il ne s'étend pas toujours jusqu'à la première collatérale; il n'est quelquefois qu'un léger grumeau sans consistance, quelquefois même il n'existe pas du tout. Son absence est presque toujours le résultat du voisinage d'une grosse branche collatérale, le sang ayant alors continué à circuler presque contre la ligature : sans cette circonstance particulière, on a vu le caillot manquer aussi par fois. *Hodgson* en rapporte un exemple (1). J'ai observé quelquefois cette disposition dans les nombreuses ligatures que j'ai pratiquées sur les animaux, et plus souvent dans le bout inférieur de l'artère que dans celui correspondant au cœur. Il

(1) Ouvrage cité, t. 1, p. 292.

est aussi à remarquer que le caillot supérieur, celui qui a à supporter le plus grand effort circulatoire, est en général le plus long, le plus fort et le plus consistant.

59 Tout étant ainsi disposé, le travail de l'oblitération commence; mais nous allons voir qu'il s'effectue différemment, comme nous l'avons annoncé, selon que, serrée circulairement, la ligature a divisé les membranes internes de l'artère, ou bien que les parois du vaisseau ont été seulement mis en contact immédiat, comme quand on procède par aplatissement.

60. Dans le premier cas, les lèvres de la plaie circulaire faite aux membranes internes de l'artère se trouvent rapprochées par le froncement qu'a éprouvé le vaisseau; elles s'unissent bientôt par première intention, au moyen de la lymphe coagulable qui en exsude. Ces adhérences récentes et encore inorganiques sont protégées contre l'effort circulatoire par le caillot, dont la base s'unit et se confond en général avec elles. Quelquefois cependant les parois du vaisseau sont tellement froncées, les bords de la division de ses membranes internes sont si exactement en rapport, que la base du caillot ne peut pas contracter de pareilles adhérences. On trouve, dans ce cas, comme je l'ai vu quelquefois, le caillot entièrement libre dans la cavité de l'artère, et sa base terminée en pointe comme son sommet, afin de s'accommoder à la forme effilée qu'a prise le vaisseau au voisinage de la ligature.

61. Ces premières adhérences établies, la membrane extérieure de l'artère, la seule comprise par la ligature, est divisée par l'inflammation ulcérative du septième au quatorzième jour chez l'homme, et quelquefois plus tard. Cette division est en général plus prompte chez les petits animaux, surtout chez les carnivores, chez les chiens, par exemple. *Hodgson* dit avoir observé que la portion de tunique celluleuse immédiatement comprise par l'anse de ligature se sphacélait constamment, et était entraînée avec le lien (1). Je n'ai vu arriver pa-

---

(1) Ouvrage cité, t. 1. p. 274.

reille chose que quand je m'étais servi de ligatures volumineuses, de rubans de fil ou de soie d'une à deux lignes de largeur, qui comprenaient une assez grande étendue de la membrane externe de l'artère, et quelquefois même en partie ses membranes internes incomplètement divisées. Mais quand les liens, formés d'un cordonnet de soie d'une demi ou d'un quart de ligne de diamètre, et convenablement serrés, ne comprenaient que la membrane celluleuse, et dans une bien moindre étendue, le sphacèle ne précédait pas l'ulcération, qui seule amenait la chute de la ligature.

62. Cette section de l'artère est une opération de la nature presque entièrement indépendante du degré de constriction du lien : celui-ci une fois serré, ne coupe point le vaisseau, commme on a l'habitude de le dire; mais c'est l'ulcération qui le divise, et cela plus ou moins promptement, selon la disposition individuelle. On a cru long-temps qu'une ligature plate, d'une certaine largeur, retardait davantage la section de l'artère qu'une ligature étroite et arrondie. Quelques personnes partagent même encore cette opinion; cependant, toutes choses égales du côté de la disposition individuelle à l'inflammation ulcérative, bien des choses prouvent le contraire. Sans s'appuyer sur ce principe général, que moins un corps étranger introduit dans nos partie est volumineux, plus il peut y séjourner, et plus l'inflammation éliminatoire tarde à le chasser au-dehors, on peut citer des faits directs et positifs. MM. *Dupuytren* et *Collier* lièrent chacun l'artère carotide avec une ligature formée de deux brins de fil cirés; elle ne se sépara que le onzième jour dans l'opération du premier, et le quatrième dans celle du second (1). M. *Aussendon* se servit d'une pareille ligature pour lier l'artère crurale; elle ne tomba que le dix-septième jour (2). M. *Smith Soden* lia l'artère iliaque externe avec une ligature de soie *très-mince*, qui ne se sépara que le seizième jour (3). MM. *Nor-*

---

(1) *Hodgson* et *Breschet*, t. 2, p. 54 et 296.

(2) *Id.*, p. 277.

(3) *Id.*, p. 246.

man et *Lawrence* lièrent chacun d'une manière semblable la même artère : ils virent la ligature se détacher, le premier au dix-neuvième jour, le second seulement au vingt-septième (1). Dans les expériences que j'ai faites les ligatures d'une ligne ou une ligne et demie de largeur, formées de cinq ou six petits cordonnets de soie, se détachaient ordinairement du quatrième au septième jour; mais en général toujours plus promptement que celles faites d'un seul cordonnet d'un quart ou d'un cinquième de ligne de diamètre. Ayant examiné la carotide d'un chien, liée depuis sept jours de cette manière, je trouvai sa membrane celluleuse, la seule comprise par la ligature, point encore ulcérée, parfaitement intacte, et ayant conservé l'aspect et la résistance qu'elle présente dans l'état naturel. Une ligature semblable tarda une autre fois treize jours à se séparer (2).

65. La disposition locale la plus capable de hâter la section de l'artère est la situation de la ligature immédiatement au-dessous d'une ou de plusieurs grosses collatérales. Dans ce cas, il ne se forme point de caillot du côté du cœur; le vaisseau continue d'être fortement agité par l'impulsion circulatoire, et cette agitation continuelle semble faire marcher plus rapidement l'ulcération qui doit le diviser. Il y a peu de temps qu'un chirurgien très-distingué de la capitale lia, avec toute la promptitude et toute la dextérité possible, l'artère iliaque externe pour un anévrisme inguinal. La ligature, formée d'une tresse large d'une ligne et demie à deux lignes, serrée au moyen d'un serre-nœud, embrassa malheureusement l'artère immédiatement au-dessous de l'origine de l'épigastrique et de la circonflexe iliaque; ces deux artères naissant, dans ce cas particulier, sensiblement plus haut

(1) *Id.*, p. 207 et 208.

(2) J'ai vu quelquefois cette espèce de ligature séjourner bien davantage, et retarder beaucoup la cicatrisation de la plaie. Dans ce cas, le vaisseau étant divisé depuis plus ou moins de temps, la ligature tenait à l'un de ses bouts par une petite portion de la membrane celluleuse, et la virole albumineuse, revenue sur elle-même et condensée, l'incarcérait et la maintenait en place.

qu'à l'ordinaire, il ne se forma point de caillot au-dessus de la ligature; et les pulsations continuant jusque contre elle, l'ulcération eut érodé l'artère au bout de soixante heures, et l'eut entièrement coupée après soixante-quinze.

64. L'inflammation ulcéreuse s'arrête, en général, après avoir divisé l'artère. La suppuration, qui en est le produit, jointe à celle que fournit l'intérieur de la virole albumineuse est en quantité d'autant moindre, que la ligature est plus fine, parce que l'ulcération est alors d'autant moins étendue. Elle s'échappe par l'ouverture qui donne passage à la ligature. Mais celle-ci étant tombée, et l'ouverture se resserrant, la plaie extérieure venant même à se fermer assez promptement, on trouve souvent encore, entre les bouts de l'artère, un peu de pus sanieux circonscrit par la couche albumineuse extérieure. Bientôt il est résorbé au fur et à mesure que ces parties reviennent sur elles-mêmes et se confondent.

65. L'artère étant divisée, ses deux portions ne se rétractent pas autant que dans l'état ordinaire. L'exsudation albumineuse diminue beaucoup leur rétraction, en les embrassant et les maintenant, comme nous l'avons dit, à la manière d'une virole. Celle-ci s'unit bientôt aux adhérences des extrémités de l'artère, les soutient en dehors et les consolide. Elle s'enfonce en même temps entre les deux portions du vaisseau, remplit l'intervalle qui les sépare, et rétablit leur continuité. Avant de s'unir aux adhérences des bouts de l'artère, la virole albumineuse peut quelquefois suppléer à ces adhérences, quand elles se trouvent détruites par l'effort de la circulation. Ayant lié l'artère carotide d'un chien d'assez forte taille avec une ligature formée de six fils cirés, il parut un peu de sang le cinquième jour, et le sixième au matin la ligature tomba. Il ne reparut point de sang dans le courant de la journée; le chien fut tué sur le soir. A l'examen des parties, je trouvai les bouts de l'artère distans l'un de l'autre de quatre ou cinq lignes. Celui correspondant au cœur était fermé par des adhérences assez solides, soutenues en dedans par un caillot volumi-

neux de plus d'un pouce et demi de longueur, et en dehors par leur union avec l'exsudation extérieure. Le bout opposé, à peine rétréci à son ouverture, contenait un caillot bien moins considérable que le précédent, et que l'impulsion du sang, ramené par les anastomes, avait chassé de la longueur de deux lignes hors de la cavité du vaisseau. Mais il était renfermé dans une cavité nouvelle, dans une espèce de kyste, formé par la virole albumineuse, et dans lequel se trouvait aussi un peu de sang épanché, que le resserrement de l'ouverture, qui donnait passage à la ligature, avait empêché de s'écouler au-dehors, et forcé de se coaguler.

66. Nous trouvons encore dans le résultat de cette expérience l'occasion d'une remarque intéressante : c'est qu'au moment où la ligature se détache, il arrive assez rarement que les adhérences des deux portions de l'artère soient également avancées, et c'est presque toujours celles du bout correspondant au cœur qui le sont davantage. Il n'est pas rare de voir, dans l'opération moderne de l'anévrisme, l'hémorrhagie survenir par le bout inférieur de l'artère, le supérieur s'étant parfaitement oblitéré. On a vu aussi dans les blessures d'artères, abandonnées à elles-mêmes, le bout correspondant au cœur oblitéré par les seules forces de la nature, tandis qu'elles avaient été insuffisantes pour fermer le bout opposé, par lequel il était survenu des hémorrhagies sérieuses. Mais quelle peut-être la raison de cette aptitude plus grande à l'oblitération dans le bout correspondant au cœur que dans le bout opposé? M. le professeur *Béclard* croit la trouver dans le léger ébranlement que reçoit le premier de la part du mouvement circulatoire, et qui a pour effet d'y activer le travail de l'adhésion.

67. Toutes ces adhérences, d'abord inorganiques, s'organisent peu à peu, et ferment sans retour les extrémités de l'artère. La virole albumineuse diminue de volume à mesure qu'elle s'organise elle-même. Elle se convertit d'abord en une substance fibro-celluleuse, qui réunit les deux bouts du vaisseau (*fig.* 4), puis se change enfin

en tissu cellulaire (1). En même temps les caillots, qui ont pris plus de consistance et un aspect grisâtre, et qui se sont unis dans une certaine étendue à la face interne du vaisseau, s'absorbent peu à peu. Les portions correspondantes de l'artère se resserrent, se changent en cordons fibreux, qui s'épanouissent en tissu cellulaire, et se confondent avec les parties environnantes. Chaque extrémité de l'artère se termine alors comme le bout d'un tuyau de plume. Il s'en détache à l'extérieur un petit prolongement fibro-celluleux, qui va se perdre dans le tissu cellulaire voisin (*fig.* 5), et son intérieur offre, pendant assez long-temps, une petite papille grisâtre, qui est le sommet et le dernier reste du caillot. Mais, de même que nous avons vu celui-ci ne pas se prolonger toujours jusqu'à la première collatérale, de même parfois la cavité de l'artère ne s'oblitère pas jusqu'à cet endroit. *Hodgson* rapporte des cas où l'artère avait conservé ses dimensions ordinaires, dans l'étendue d'un à deux pouces, entre le point de l'oblitération et l'origine de la première collatérale (2).

68. Voyons maintenant si les choses se passent d'une manière aussi favorable quand on a procédé par aplatissement, selon le procédé de *Scarpa*, par exemple. Nous ne reviendrons pas sur ce que nous avons dit de la disposition particulière qu'offre dans ce cas la virole albumineuse, ni de la formation générale du caillot [56, 58]. Les parois de l'artère s'enflamment bientôt dans le point comprimé, et à une certaine distance au-dessus et au-dessous. Il en résulte à leur intérieur une légère exsudation lymphatique, qui, d'une part, les agglutine entre elles dans le point où elles sont en contact, et, de l'autre, les unit avec la base des caillots. Mais la portion d'artère qui a contracté des adhérences avec elle-même, se trouvant privée de l'exsu-

(1) On voit à cette époque, en injectant les parties avec une matière très-pénétrante, la communication de cette portion celluleuse de nouvelle formation avec les vaisseaux du tissu cellulaire voisin par de petites artérioles fort ténues, très-flexueuses, et marchant en zigzag.

(2) Ouvrage cité, t. 1, p. 279.

dation albumineuse extérieure, et comprimée entre la ligature et le cylindre, ne tarde pas à se mortifier. L'inflammation éliminatoire la sépare des parties vivantes, et elle est entraînée avec le petit appareil de compression.

69. *Scarpa* prétend que, lorsque l'on a ainsi aplati l'artère, elle se coupe plus tard que quand on l'a liée circulairement; et c'est surtout pour cette raison qu'il donne la préférence au premier procédé. Mes premières expériences eurent pour objet la comparaison de ces deux méthodes. Je les ai faites sur des chiens de même taille, et souvent sur le même chien, et j'ai constamment vu que, toutes choses égales, le vaisseau se divisait aussi promptement sous une ligature plate, serrée sur le cylindre avec toutes les précautions recommandées par *Scarpa* [40], que sous une ligature immédiate. Toutes deux se séparaient ordinairement à la fin du quatrième jour. La ligature circulaire tenait cependant encore quelquefois au cinquième et au sixième; et lorsqu'elle était fine et arrondie, formée, par exemple, d'un petit cordonnet de soie, je l'ai vue souvent ne se détacher qu'au huitième, dixième jour, et quelquefois même plus tard, tandis que l'appareil de compression de *Scarpa* n'a jamais séjourné passé le quatrième jour, quand je n'avais pas laissé les parties se resserrer sur lui, et l'incarcérer pour un temps.

70. Les partisans de l'aplatissement disent généralement que chez l'homme les ligatures appliquées aux artères centrales des membres se détachent du dix-huitième au vingt-unième jour, mais jamais avant le quatorzième, lorsqu'elles ont aplati le vaisseau; et du septième au quatorzième jour quand elles l'ont serré circulairement. Mais d'abord nous pouvons rappeler ce que nous avons dit à l'occasion de la ligature circulaire (et ce que nous aurons encore occasion de répéter), c'est que la section plus ou moins prompte de l'artère dépend bien moins de la forme, du volume et de la manière d'agir du lien que de la disposition plus ou moins prochaine du sujet à l'inflammation ulcérative. Aussi nous observons que la ligature circulaire séjourne souvent bien au-delà du terme indiqué. M. *Fréer* lia circulairement

l'artère iliaque externe, et la ligature ne se détacha que le seizième jour (1). M. *Travers* vit deux ligatures circulaires, placées l'une auprès de l'autre sur la carotide primitive, se séparer, l'une au vingt-unième jour, l'autre au vingt-deuxième (2). M. *Tomlinson*, de Birmengham, lia circulairement l'iliaque externe, et le lien ne se détacha que le vingt-sixième jour (3). Mais, d'un autre côté, si l'appareil de compression de *Scarpa* est en général éliminé assez tard, ce n'est peut-être pas que le vaisseau tarde toujours autant à se couper. En effet, si une simple ligature, que rien ne retient plus quand elle a divisé l'artère, est immédiatement éliminée, glissant facilement à travers l'ouverture qui lui donne passage, il n'en est souvent pas de même d'un lien fixé à un cylindre. Nous avons vu d'abord [56] que celui-ci se trouvait embrassé et recouvert plus ou moins par l'exsudation albumineuse, surtout quand le vaisseau était situé profondément; en second lieu, que, malgré l'interposition d'un plumasseau de charpie entre les lèvres de la plaie, les parties les plus profondes se resserraient souvent sur le petit appareil, et l'incarcéraient pour un temps. Or, il doit arriver fréquemment que le vaisseau soit déjà divisé depuis plus ou moins de temps quand l'inflammation éliminatoire achève l'expulsion du cylindre, en séparant les parties qui s'étaient réunies sur lui.

71. Si on examine les choses au moment où la ligature et le cylindre viennent de se détacher (*fig.* 7), on trouve les bouts du vaisseau un peu plus distans l'un de l'autre que ne semble le comporter la perte de substance qui s'est faite entre eux, parce qu'ils ont en partie cédé à leur rétraction. Ils sont embrassés par la virole albumineuse qui passe de l'un à l'autre, les réunit en arrière et sur les côtés; mais non pas en devant, parce qu'elle manque dans l'endroit qu'occupait le cylindre. Comme celui-ci a mortifié l'artère davantage

---

(1) *Hogdson* et *Breschet*, t. 2, p. 197.

(2) *Id.*, p. 15.

(3) *Id.*, p. 199.

en avant que la ligature ne l'a fait en arrière, elle se trouve coupée obliquement comme le bec d'une plume, ce qui donne à ses ouvertures la forme elliptique. La mortification de toute la portion aplatie du vaisseau qui se prolonge jusque contre les caillots, jointe à la coupe en biseau qu'offre le tube artériel, laisse ses orifices béans. Ils sont apparens au fond de la plaie, ne sont nullement rétrécis, et laissent apercevoir les caillots, qui, par leur présence et leur union avec la membrane interne de l'artère, ferment eux-seuls, pour l'instant, les bouts du vaisseau.

72. On préviendrait une disposition aussi peu favorable en retirant le cylindre et la ligature du troisième au quatrième jour, comme le conseille *Scarpa*, si l'artère ne se divisait pas consécutivement. Mais il est bien prouvé que le sphacèle et la séparation de la portion du vaisseau sur laquelle a porté l'aplatissement, et qui s'est trouvée privée de l'exsudation albumineuse, arrivent comme si on avait laissé la ligature se séparer spontanément. Les expériences du professeur *Vacca*, dont nous avons déjà parlé, ont mis ce fait hors de doute. J'ai répété aussi plusieurs fois ces expériences, et comme j'opérais sur des chiens, j'enlevais la ligature et le cylindre au bout de vingt-quatre heures : j'ai vu, dans tous les cas, survenir la mortification de la portion d'artère aplatie.

73. Mais il est en outre des inconvéniens réels attachés à cette manière d'opérer. Le premier consiste dans la difficulté qu'on trouve le plus souvent à arriver jusqu'au cylindre, à raison de la situation plus ou moins profonde du vaisseau, du gonflement et du resserrement des parties, malgré l'interposition d'un plumasseau de charpie entre les lèvres de la plaie. J'avoue que j'ai toujours trouvé cette difficulté très-grande, même quand j'opérais sur l'artère crurale du chien, qui n'est pas profondément placée. Le professeur *Vacca* regarde cette circonstance comme méritant d'être prise en considération, et rapporte que le docteur *Mazzoni* voulant enlever le cylindre au quatrième jour, fut obligé d'y renoncer, à raison des difficultés qu'il rencontra et des douleurs qu'il occasionnait au malade. Un se-

cond inconvénient, suite du premier, et que j'ai souvent observé, c'est que, dans l'écartement des lèvres de la plaie et les différentes manœuvres nécessaires pour dégager la ligature et le cylindre, il arrive fréquemment que l'on sépare le point du vaisseau qui peut avoir été dénudé lors de l'application de la ligature, de l'exsudation lymphatique qui le réunit aux parties voisines, et prévient sa mortification. Alors celle-ci arrive, et à la séparation des parties sphacélées le caillot est mis à découvert, non-seulement par sa base, comme cela arrive toujours, mais encore par son côté, ce qui rend plus facile son expulsion par l'effort circulatoire. J'ai vu plusieurs fois pareille chose dans les expériences que j'ai répétées à ce sujet, malgré que je prisse beaucoup de précaution pour enlever le cylindre le plus doucement possible. Il est facile de concevoir que l'usage des différens instrumens inventés pour aplatir l'artère n'est pas moins sujet à tous ces inconvéniens. Ceux au moyen desquels on gradue la compression, comme dans le procédé de M. *Dubois*, offrent de plus un autre désavantage. Comme la circulation n'est pas interrompue de prime-abord, le caillot tarde d'autant à se former, et quand l'artère vient à être divisée, il a moins de consistance qu'à l'ordinaire, et a contracté des adhérences moins étendues et moins solides avec l'intérieur du vaisseau.

74. Cependant les orifices de l'artère, béans et seulement bouchés par les caillots, se resserrent peu à peu et se ferment enfin comme une division suppurante qui se rétrécit et se cicatrise; en même temps l'exsudation albumineuse extérieure s'unit et se confond avec ces adhérences, remplit l'intervalle qui sépare les bouts du vaisseau et rétablit leur continuité (1); ensuite tout se consolide et s'achève

(1) La continuité, rétablie à cette époque entre les bouts de l'artère par l'exsudation albumineuse, est en grande partie ce qui avait d'abord fait croire à la non-division du vaisseau, dans les cas où l'on avait retiré la ligature et le cylindre du troisième au quatrième jour.

comme dans la dernière période du travail de l'oblitération par la ligature circulaire [67].

75. Il est facile maintenant d'établir le parallèle de ces deux méthodes, la ligature circulaire et l'aplatissement. D'abord on sait à quoi s'en tenir sur cette proposition si souvent avancée, et si long-temps soutenue, que la ligature qui a aplati l'artère la coupe moins vite que celle qui l'a liée circulairement; et toutes choses égales du côté de la disposition individuelle à l'inflammation ulcérative (qui est la véritable cause de la promptitude ou du retard de la section du vaisseau), on doit croire, au contraire, qu'un lien étroit et serré immédiatement sera éliminé moins promptement que celui qui présentera des conditions opposées. Nous avons vu en second lieu comment l'exsudation lymphatique extérieure était plus favorablement disposée dans le premier cas que dans le second; comment la virole albumineuse était plus complète, entourait plus exactement les bouts de l'artère et soutenait plus immédiatement leurs adhérences. Dans la ligature circulaire, la plaie récente faite aux membranes internes de l'artère se réunit par première intention, et ferme le vaisseau de prime abord. Dans l'aplatissement, au contraire, l'artère, d'abord divisée par une section ulcéreuse, ne se ferme que consécutivement et par seconde intention. Dans le premier procédé, à la chute de la ligature, le vaisseau est réellement fermé par l'adhérence des lèvres de la plaie des membranes internes rapprochées par le froncement qu'a éprouvés le tube artériel (*fig.* 5, A.) : cette disposition soutient le caillot et l'empêche d'être poussé au-dehors. Dans le second procédé, immédiatement après la section de l'artère, son ouverture n'est ni froncée, ni rétrécie; elle n'est bouchée que par le caillot, qui lui-même n'est retenu en place et n'a, pour résister à l'effort circulatoire, que les adhérences que le pourtour de sa base a contractées avec la membrane interne du vaisseau (fig. 8, c.) : aussi, lorsque j'avais ainsi aplati l'artère, et qu'immédiatement après la chute de la ligature je faisais tuer l'animal en l'assommant, la secousse qui en résultait, jointe à l'état convulsif des dernières contractions du cœur.

chassait toujours le caillot hors du vaisseau, d'où suivait une hémorrhagie abondante : cela n'arrivait presque jamais quand j'avais lié circulairement l'artère.

76. Nous sommes donc autorisés à conclure que la ligature circulaire du vaisseau est bien préférable à son aplatissement, et que la forme, le volume et le degré de constriction des liens doivent être tels, que les membranes internes de l'artère soient divisées entièrement et le plus nettement possible. On doit, par conséquent, rejeter l'usage des ligatures plates d'une largeur capable de ménager en partie ou de diviser inégalement ces membranes. Les liens les plus convenables seront formés de quelques brins de fil ou de fin cordonnet de soie, disposés en rond ou en ruban, mais ne dépassant jamais la largeur d'une ligne pour les plus grosses artères : encore, un seul cordonnet de soie d'une grosseur proportionnée à celle du vaisseau, mais en général fin et étroit, est-il préférable. On aura soin de ne pas comprendre le tissu cellulaire voisin, ou quelque partie environnante dans la ligature. On appliquera celle-ci le plus immédiatement possible sur le vaisseau, ayant eu la précaution d'ouvrir préalablement sa gaîne celluleuse : c'est la seule manière d'être sûr tout à la fois, et de ne comprendre que l'artère, et de l'action nécessaire de la ligature sur ses tuniques internes. On laissera les bouts du lien s'échapper au-dehors; on rapprochera ensuite les lèvres de la plaie avec des bandelettes agglutinatives, et on la pansera convenablement.

77. Pour en obtenir plus promptement la réunion et soutenir ainsi davantage les adhérences du vaisseau, faut-il incarcérer l'anse de la ligature en en coupant les bouts près du nœud? Nous avons déjà vu qu'alors la virole albumineuse était complète et incarcérait exactement l'anse de la ligature [55]; mais les choses peuvent ensuite se passer de deux manières : quelquefois, et c'est le plus rarement, la finesse de la ligature, sa substance plus ou moins analogue à la nature des parties avec lesquelles elle se trouve en contact, mais surtout le peu de disposition du sujet à l'inflammation ulcérative, rend celle

de la tunique celluleuse de l'artère tardive et lente ; le peu de matière purulente qui en est le produit est résorbé au fur et à mesure qu'elle se forme, et ne s'amasse point en abcès. Les adhérences du vaisseau s'organisent, et les bouts de l'artère solidement oblitérés s'unissent aux parties voisines : alors l'anse de ligature reste enkystée pendant plus ou moins de temps, et peut par la suite être éliminée sans le moindre danger, ou même, dit-on, peut disparaître par l'absorption. Mais le plus souvent la plaie extérieure s'étant réunie, l'ulcération de la membrane celluleuse de l'artère et la présence de l'anse de ligature déterminent dans l'intérieur de la virole albumineuse un petit abcès dans lequel baignent les bouts du vaisseau. Il augmente peu à peu, vient faire saillie sous la cicatrice, s'ouvre enfin, et entraîne au-dehors l'anse de ligature. Cette élimination a quelquefois lieu avant la réunion de la plaie, quand celle-ci ne s'est pas faite par première intention. Dans tous les cas, si elle est sans danger, quand on a employé ce procédé à la suite de l'amputation d'un membre ou de l'ablation d'un sein cancéreux, soit à raison du peu de volume des vaisseaux, ou de leur oblitération dans une grande étendue, il n'en est pas toujours de même dans l'opération qui nous occupe. Cet abcès, dans lequel plongent les bouts de l'artère, empêche leurs adhérences de se consolider et de s'unir à l'exsudation albumineuse extérieure. Alors le sang, sollicité chaque jour à passer en plus grande quantité par les collatérales les plus voisines, peut surmonter ces adhérences, dont la solidité n'a pu se proportionner progressivement à son effort toujours croissant. Les bouts de l'artère peuvent aussi s'ulcérer, et les membranes être détruites au-delà de leur point d'adhésion. M. *Béclard* ayant suivi le procédé dont nous parlons chez un homme affecté d'anévrisme poplité, trente-six heures après l'opération, la réunion de la plaie paraissait complète. Le succès semblait assuré, quand, le vingt-unième jour, une hémorrhagie nécessita l'application d'une autre ligature près du ligament de *Poupart*. Le même accident étant survenu dans cet endroit, on fit la ligature de l'iliaque externe. Le malade succomba quelques jours après à la faiblesse extrême occasionnée par les hémorrhagies précédentes.

78. Que penser maintenant du conseil donné par M. *Travers* [56], de retirer la ligature au bout de six heures, et de l'espoir conçu par M. *Jones* [57] de voir l'oblitération du vaisseau résulter de plusieurs sections rapprochées, faites à ses membranes internes au moyen d'une ligature enlevée immédiatement après? Nous avons déjà vu quels résultats avaient obtenus, en répétant les expériences de M. *Travers*, MM. *Astley Cooper* et *Béclard*. J'ai vu aussi, comme ce dernier, la circulation se rétablir après avoir laissé la ligature appliquée pendant huit, douze, et même vingt-quatre heures : le caillot ne s'était point encore formé, et les adhérences, trop récentes, n'avaient pu résister à la circulation. Dans ce cas, l'exsudation lymphatique qui se fait à l'intérieur de l'artère, dans le point de division des membranes, s'organise et les répare. Il en résulte ordinairement un léger rétrécissement du tube artériel. Ce travail est protégé en dehors par l'exsudation extérieure, qui soutient la tunique celluleuse, prévient la distension et un anévrisme consécutif. Lorsqu'on a fait aux tuniques internes de l'artère, comme M. *Jones* le conseille, plusieurs divisions rapprochées, elles se cicatrisent comme dans le cas précédent ; et je n'ai jamais vu dans mes expériences, de même qu'*Hodgson* dans les deux qu'il rapporte, l'entière oblitération du vaisseau en être le résultat.

79. Terminons par ce qui a rapport à un accident malheureusement trop fréquent, et l'un des plus graves qui puissent arriver à la suite de l'opération de l'anévrisme ; je veux parler de l'hémorrhagie consécutive. Elle peut survenir quelquefois plus ou moins de temps avant ou après la chute de la ligature, mais c'est le plus ordinairement à l'instant où celle-ci vient de diviser l'artère et se sépare. Nous avons déjà indiqué comme cause de non-oblitération du vaisseau l'état morbide de ses membranes, leur dégénérescence fongueuse, tuberculeuse ou calcaire. Mais cette altération peut se

rencontrer à différens degrés, et l'hémorrhagie n'en est pas toujours une suite nécessaire. Il est bien rare qu'elle n'existe pas plus ou moins dans presque toute l'étendue des artères anévrismatiques; cependant on ne voit pas survenir constamment d'hémorrhagie secondaire. Un grand nombre de chirurgiens ont vu des artères liées avec succès dans les amputations, quoique leurs membranes fussent tellement encroûtées de matière calcaire, qu'elles craquaient sous la ligature (1). J'ai été témoin d'un fait semblable dans une amputation de la jambe pratiquée à l'hôpital civil de Besançon par mon honorable maître, M. le docteur *Briot*. Dans tous ces cas, il est probable que le travail de l'oblitération, plus lent qu'à l'ordinaire, s'est trouvé soutenu et protégé par un caillot étendu et volumineux.

80. Nous avons vu aussi que l'absence du coagulum par suite du voisinage d'une grosse collatérale, laissant exposées à tout l'effort circulatoire les adhérences récentes et encore inorganiques, elles cédaient au moment où la ligature cessait de les soutenir. Mais, quand le caillot manque sans qu'une forte branche de dérivation prenne naissance tout près du point compris par la ligature, ce qui se voit surtout quand la circulation est affaiblie par le fait d'une maladie ou des progrès de l'âge, il peut arriver alors, comme *Hogdson* en rapporte un exemple (2), que l'adhérence des lèvres de la plaie des membranes internes du vaisseau soit assez forte pour résister à l'impulsion de la circulation.

81. Un mouvement inconsidéré, ou un effort de la part du malade, une secousse extérieure, des tiraillemens exercés à dessein ou par mégarde sur la ligature, l'accélération subite du mouvement circulatoire par suite d'une affection morale, sont autant de causes ca-

---

(1) *Hogdson* et *Breschet*, t. 1, p. 286.

(2) *Id.*, t. 1, p. 293.

pables de détruire les adhérences encore récentes du vaisseau, de chasser le caillot hors de sa cavité, et d'amener l'hémorrhagie. Une prédisposition à cet accident, dans ces différentes circonstances, sera l'usage qu'on aura pu faire des ligatures plates et larges qui, ne divisant pas entièrement les membranes internes de l'artère, ne déterminent qu'une adhérence incomplète de ses parois; ou bien, du procédé d'aplatissement, qui, au moment de la section de l'artère, laisse ses orifices béans et bouchés seulement par les caillots.

82. Mais la cause la plus puissante et la plus ordinaire d'hémorrhagie est l'ulcération des bouts de l'artère, et le défaut d'adhérence de leurs parois, soit entre elles, soit avec le caillot, par suite d'un état particulier de la constitution, plus disposée à l'inflammation ulcéreuse qu'à l'inflammation adhésive. Il est en effet des individus chez lesquels les plaies les plus simples ne peuvent se réunir immédiatement, et suppurent plus ou moins long-temps. Il est même des constitutions si altérées, que la moindre solution de continuité, l'écorchure la plus légère deviennent des causes d'inflammation vive et étendue, d'ulcération, de dépôt, souvent même de gangrène. Une disposition plus ou moins semblable, et qu'il est souvent impossible de prévoir (1), est le plus grand obstacle au succès des opérations en général et à la ligature des vaisseaux en particulier. Dans ce cas, la plaie s'enflamme, devient très-douloureuse, prend un mauvais aspect, et fournit une suppuration ichoreuse et fétide. Il survient de la fièvre, qui peut revêtir un caractère différent, selon la part que les viscères gastriques pren-

(1) On observe cependant, en général, que ces inflammations de mauvais caractère, survenant, soit spontanément, soit pour la cause la plus légère, affectent principalement les sujets qui ont éprouvé de grandes privations, de grandes fatigues, surtout dans les saisons chaudes, ou pendant des voyages maritimes; ceux dont le moral a été long-temps affecté profondément, ou bien dont la constitution est viciée par une ancienne disposition scorbutique, par des affections siphilitiques mal guéries, une disposition psorique ou dartreus invétérée.

nent à cette scène pathologique. Souvent aussi c'est la fièvre qui se déclare d'abord, ayant un caractère plus ou moins fâcheux, et qui modifie ensuite l'état de la plaie. Il ne se fait point d'exsudation albumineuse à l'extérieur ni à l'intérieur de l'artère, où elle est bientôt résorbée, et les adhérences qu'elle avait établies se trouvent détruites. L'ulcération divise et ronge le vaisseau, met sa cavité à découvert, et le sang ne trouve plus d'obstacle à s'échapper, soit en poussant le caillot au-dehors, soit en passant entre lui et les parois de l'artère (1). Quand la situation des parties le permet, il reste ici, comme dans les autres cas d'hémorrhagie, à découvrir l'artère dans un point plus élevé, et à en faire la ligature. Mais la même disposition existant toujours, il est bien à craindre et bien fréquent de voir le même accident se renouveler.

85. Le défaut d'exsudation albumineuse, et, par suite, le défaut d'adhérence des parois de l'artère, peut tenir à l'extrême faiblesse du malade, à raison, soit de son grand âge, soit d'une maladie, ou d'une perte de sang antérieure. La cavité du vaisseau peut aussi être couverte par l'extension de l'ulcération d'une partie voisine, d'une glande lymphatique, par exemple, ou par la formation d'un abcès dans son

(1) Cette cause d'hémorrhagie se rencontre souvent aussi à la suite des amputations. La première opération que je vis pratiquer au commencement de mes études médicales fut une amputation de la cuisse pour un spina-ventosa de l'extrémité inférieure du fémur sur une jeune fille de vingt-un ans, d'un tempérament lymphatique et d'une constitution détériorée par la continuité et l'excès des douleurs. La plaie du moignon, dont on avait rapproché les bords, fut bientôt prise d'une inflammation de mauvais caractère, devint grisâtre, d'une sensibilité extrême, fournit une suppuration abondante, ichoreuse et horriblement fétide. La fièvre se joignit à ces accidens, et l'état de la malade empirait chaque jour, lorsque, le neuvième, à dater de l'opération, la chute des ligatures fut suivie d'hémorrhagies successives, qui, vu la faiblesse du sujet, ne tardèrent pas à devenir mortelles. L'examen des parties fit voir qu'il s'était formé plusieurs dépôts dans l'interstice des muscles. La surface de la plaie était dans un état de suppuration putride auquel participaient les extrémités des vaisseaux.

voisinage, comme MM. *Abernethy*, *Travers* et *Hodgson*, en rapportent des observations (1).

84. Quand l'hémorrhagie a lieu par le bout supérieur de l'artère, il faut, si la disposition des parties le permet, en faire la ligature à une certaine distance de la plaie. On évite ainsi la portion enflammée du vaisseau, et on ne le cherche point dans l'endroit où l'exsudation albumineuse a réuni et confondu toutes les parties. Si ce moyen n'est pas praticable, il n'y a d'autre ressource que le tamponnement de la plaie et la compression immédiate exercée sur l'orifice du vaisseau avec de l'agaric, des boulettes de charpie enduites de colophane, etc. On peut compter davantage sur ce dernier moyen, quand c'est par le bout inférieur de l'artère que le sang s'écoule. M. *Dupuytren* l'employa avec succès dans un cas de ligature de l'artère iliaque externe (2). On peut y joindre aussi, comme l'a fait plusieurs fois le même chirurgien, la compression du vaisseau au-dessous de la plaie, soit au moyen de compresses graduées, maintenues par une bande, soit au moyen d'un tourniquet.

85. Un moyen par lequel on a long-temps cherché à remédier à l'accident qui nous occupe consistait à passer sous l'artère, au-dessus du point embrassé par la ligature, d'autres liens destinés à être serrés, au cas où le premier n'aurait pas oblitéré complètement le vaisseau. M. *Deschamps* motive l'utilité de ces *ligatures d'attente*, sur ce qu'il pense que, lors même que le premier lien n'a pas entièrement oblitéré l'artère, il en a cependant le plus souvent diminué le calibre, au point que la constriction de la ligature d'attente suffit alors pour en achever l'oblitération. Mais l'expérience a prévalu contre ce raisonnement, et on a reconnu que ce moyen était plus propre à amener l'hémorrhagie secondaire qu'à y remédier. *Scarpa* est un des premiers qui se soient élevés contre l'emploi de la ligature d'attente, et

(1) *Hodgson* et *Breschet*, t. 2, p. 317.
(2) *Id.*, p. 217.

il a fait un précepte de son omission (1). Son usage, en effet, est nuisible, en ce qu'elle ouvre l'artère au-dessus de ses adhérences, puisque le vaisseau se divise aussi promptement sous le simple contact d'un lien que sous sa constriction. M. *Dupuytren* a eu occasion d'observer cette circonstance sur l'homme; et plusieurs personnes, M. *Breschet* entre autres, s'en sont aussi assurées par des expériences faites sur les animaux. Ce fait, que j'ai aussi plusieurs fois expérimenté, est la preuve la plus évidente de ce que nous avons déjà dit, que la constriction de la ligature n'était pas ce qui coupait l'artère, mais que le seul contact du corps étranger avec celle-ci en amenait la section ulcéreuse, dont la promptitude ou le retard tenait seulement à la disposition individuelle.

86. Malgré la manière d'agir de la ligature d'attente, comment se fait-il qu'elle ait été quelquefois employée sans amener d'hémorrhagie? D'abord, c'est que, quand on a compris avec l'artère le tissu cellulaire environnant dans la ligature, comme le faisait M. *Deschamps*, il peut arriver qu'on retire le lien, ou même qu'on le serre avant que les parois du vaisseau n'aient été intéressés. En second lieu, l'artère ayant été embrassée immédiatement par le lien, son érosion a pu ne pas être suivie d'écoulement de sang, à raison de la présence d'un caillot volumineux. Enfin, sans que cette dernière circonstance se fût rencontrée, ne serait-il pas possible que l'artère eût été quelquefois coupée par une ligature d'attente, sans qu'il fût arrivé d'hémorrhagie? Dans les expériences que j'ai faites à cet égard, j'ai vu l'hémorrhagie survenir le plus souvent après avoir passé immédiatement autour de l'artère une seule ligature non serrée; mais aussi quelquefois le lien s'est séparé sans le moindre écoulement de sang, et voici par quel mécanisme. Nous avons vu [54] comment, dans ce cas, la virole albumineuse entoure exactement l'artère et la portion de ligature qui l'embrasse, n'offrant qu'une légère ouverture en devant pour le passage des extrémités du lien : alors, au fur et à mesure que l'ulcération

---

(1) Traité de l'anévr., p. 304.

coupe l'artère, l'exsudation albumineuse extérieure s'unit avec les bords de la division, s'interpose et s'enfonce entre eux, absolument comme quand l'inflammation éliminatoire fait traverser à un corps étranger une certaine épaisseur, à mesure que l'ulcération lui ouvre un passage, la cicatrisation du trajet qu'il vient de parcourir se fait derrière lui. En même temps le calibre du vaisseau diminue, la circulation s'interrompt bientôt, la ligature tombe, les orifices du vaisseau se ferment entièrement, et l'oblitération en est parfaite. Ce travail, que je n'ai vu s'effectuer complètement, et s'opposer ainsi tout-à-fait à l'hémorrhagie que sur des chiens de petite taille, m'a surtout montré de quelle utilité était l'exsudation lymphatique qui se fait à l'extérieur de l'artère, et quel rôle essentiel cette espèce de *virole albumineuse* jouait dans le travail de l'oblitération.

HIPPOCRATIS APHORISMI.

I. Multo sanguine effuso, convulsio, aut singultus superveniens, malum. *Sect.* 5, *aph.* 3o.

II. Purgationi immodicæ convulsio, aut singultus superveniens, malum. *Ibid.*, *aph.* 4.

III. A plagâ in caput, stupor aut delirium, malum. *Sect.* 7, *aph.* 14.

IV. Ab ardoribus vehementibus convulsio, aut tetanos, malum. *Sect.* 7, *aph.* 13.

V. A sanguinis sputo, puris sputum, malum. *Ibid.*, *aph.* 15.

VI. Renum et vesicæ dolores difficulter sanantur in senibus. *Sect.* 6, *aph.* 6.

VII. Hydropicis ulcera in corpora orta non facile sanantur. *Ibid.*, *aph.* 8.

EXPLICATION DES FIGURES.

NOTA. Les ligatures dont les figures ci-jointes offrent les résultats ont été faites sur la carotide primitive du chien.

Fig 1. Ligature circulaire de l'artère. Disposition de l'exsudation albumineuse extérieure, qui entoure le vaisseau à la manière d'une virole. Celle-ci est percée, en devant, d'une ouverture pour le passage des extrémités du lien.

Fig. 2. La ligature vient de se séparer. L'ouverture qui lui donnait passage se resserre, et les extrémités de l'artère restent exactement enveloppées par l'exsudation.

Fig. 3. L'exsudation albumineuse, enlevée en avant, immédiatement après la chute de la ligature, laisse voir les bouts de l'artère, qui n'ont cédé qu'en partie à leur rétraction.

a. Les bouts du vaisseau sont fermés.

b. Forme et disposition des caillots.

Fig. 4. La virole albumineuse condensée et convertie en une substance fibro-celluleuse qui réunit les bouts du vaisseau.

Fig. 5. Le travail de l'oblitération achevé ; la virole albumineuse réduite en tissu cellulaire, auquel sont unis les bouts de l'artère.

Fig. 6. Aplatissement de l'artère. L'exsudation albumineuse embrasse le pourtour du cylindre, dont la présence interrompt dans ce point la virole.

Fig. 7. Le cylindre vient de se détacher ; les orifices béans du vaisseau sont à découvert, et bouchés seulement par les caillots.

Fig. 8. L'exsudation, enlevée en devant, laisse voir la coupe oblique du vaisseau qui donne à ses ouvertures la forme elliptique.

c, *d*. Forme et disposition des caillots qui bouchent ces ouvertures.

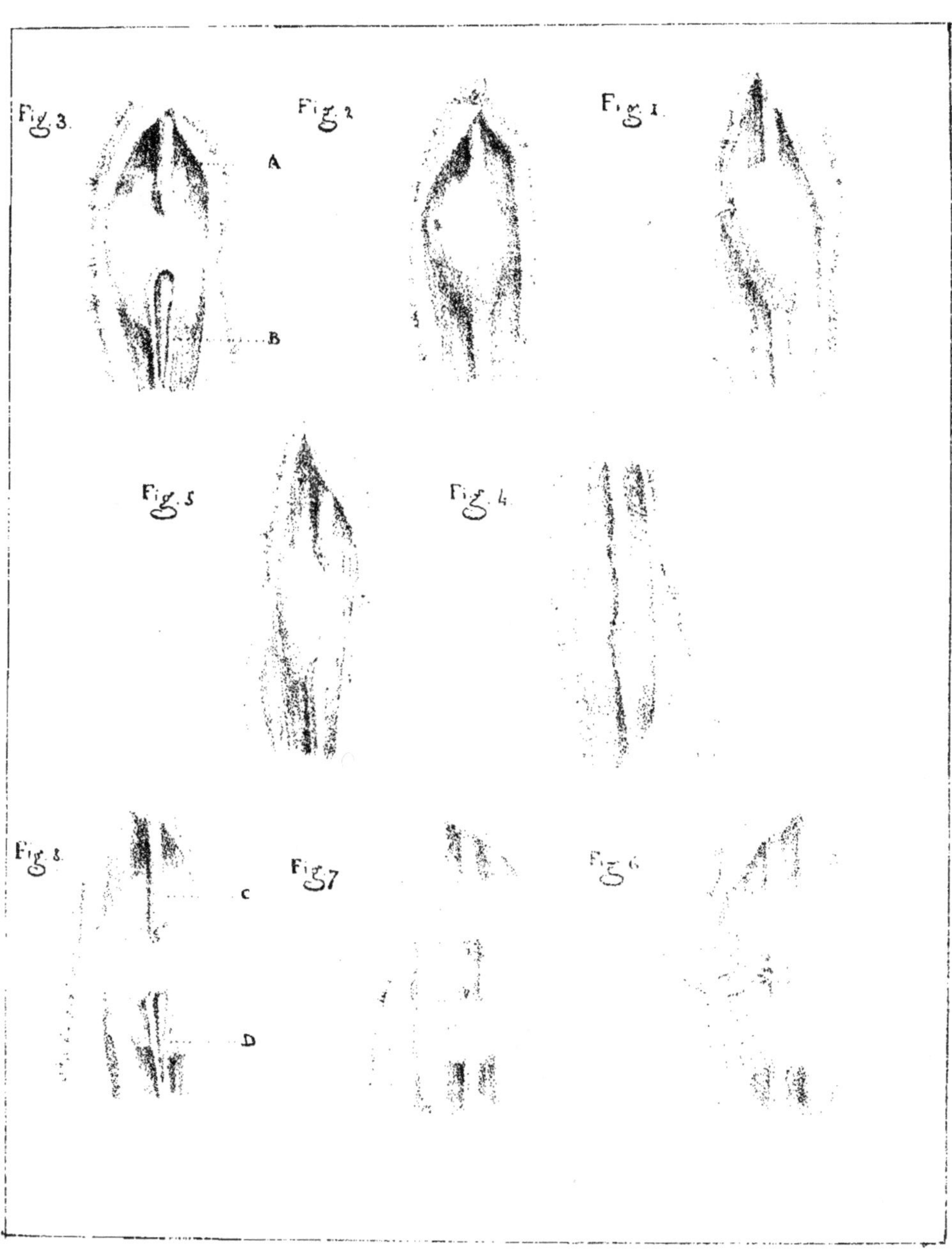
Fig. 3
A
B
Fig. 2
Fig. 1
Fig. 5
Fig. 4
Fig. 8
C
D
Fig. 7
Fig. 6

www.ingramcontent.com/pod-product-compliance
Lightning Source LLC
LaVergne TN
LVHW011954160826
845678LV00002B/544